刘慧芳　喻慕婷 ◎ 编著

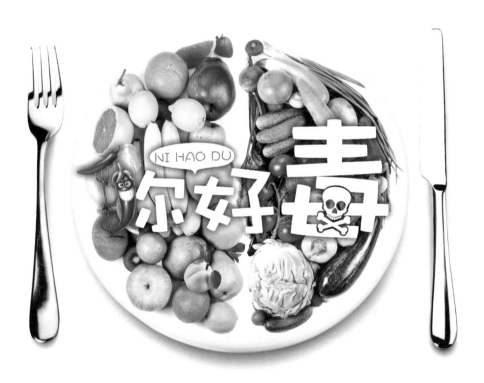

NI HAO DU
尔好毒

摄影：汪 明　张 斌　　绘画：张宁馨

长江出版传媒 ｜ 湖北科学技术出版社

图书在版编目（CIP）数据

你好毒 / 刘慧芳，喻慕婷编著. —武汉：湖北科
学技术出版社，2013.7

ISBN 978-7-5352-6076-5

Ⅰ. ①你… Ⅱ. ①刘… ②喻… Ⅲ. ①毒物—排
泄—食物疗法—食谱 Ⅳ. ①R247.1②TS972.161

中国版本图书馆 CIP 数据核字（2013）第 148832 号

策划编辑 / 刘焰红　李荷君
责任编辑 / 李荷君　赵襄玲　　封面设计 / 戴　旻
出版发行 / 湖北科学技术出版社
网　　　址 / http: //www.HBstp.com.cn
地　　　址 / 武汉市雄楚大街 268 号
　　　　　　湖北出版文化城 B 座 13~14 层
电　　　话 / 87679468
邮　　　编 / 430077
印　　　刷 / 湖北恒泰印务有限公司
邮　　　编 / 430223
开　　　本 / 787×1092　1/16
印　　　张 / 9
字　　　数 / 130 千字
2014 年 1 月第 1 版
2014 年 1 月第 1 次印刷
定　　　价 / 29.80 元

序 PREFACE

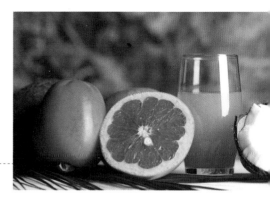

作为湖北中医医院研究所所长，媒体、亲友和患者经常会问我同一个问题：健康的秘诀是什么？我的答案是六个字："管住嘴，多迈腿。"而摆在您面前的这本书——《你好毒》，是家政女王、畅销书作家、多家专业杂志和美食网站首席美食评论家的刘慧芳联袂网络红人、网名为"丹青妙厨"的喻慕婷共同打造的中国首部排毒养生菜谱。当拿到这本书的样稿时，我惊喜地发现和自己的健康理念太相合了。

"管住嘴"在本书中有两重含义，哪些是能吃的，哪些是不能吃或应该少吃的，吃什么、怎样吃是对身体有益的。相信每个看过这本书的人都会有一个共同的感受：相见恨晚，早点看到这本书就好了！

饭店的厨师们，家庭的"马大嫂"（买汰烧），顶顶要紧的是善于从布满食品安全危机的餐桌上去伪存真——中国食品安全问题曾一度让人感到恐慌：苏丹红腌的红心鸭蛋、避孕药喂大的鳝鱼、不长肥膘的猪、注水的肉，还有地沟油炒的菜、三聚氰胺的奶……林林总总，总总林林，不由人生出"既然如此，该如何是好"的疑惑和恐惧。

翻开这本书吧，翻开这本绝不普通的菜谱吧，它会告诉你，敲开一个鸡蛋，里面是牟利的黑心还是诚信的良心！

本书第一章"那些年，曾伤害过我们的东邪西毒"中，仔细盘点了那些曾经伤害过我们的邪毒。为了再免受其毒，作者贴心地告诉我们：买回来的菜，该如何正确清洗；什么食材能提高身体的抵抗力；肉食该如何正确烹饪才能把风险降到最低；使用哪些烹饪手段才能烧出既美味又安全的菜品……总之，就是教给您吃的窍门——吃什么、怎样吃，将多种食材巧妙地搭配，烹制成一道道营养丰富、色味俱佳的美食。美食不仅能解馋果腹，而且能排毒养颜、清毒解热、抗毒强身。

作者还诚恳地建议为自己及家人建立四阶段安全防护，从今天开始：

（1）辨毒认毒。从购买食物时开始预警提示，把好吃的第一关。

（2）扫毒贴士。在菜品下锅前的清洗阶段，先进行除毒（书中对除毒方法有详尽有效的说明）。

（3）排毒解毒。平时从各类食物中尽可能多地摄取各式各样的营养素，以达到体内解毒除毒的目的。

（4）抗毒强身。努力打造对毒性免疫的体质，这才能有预防的效果。

10年间，根据世界卫生组织的统计，中国癌症发病率从世界第六位上升到第一位。

究其原因，或许可以说，在于经济发展中忽视环境保护和全民卫生知识教育的严重滞后。

有研究表明，绝大多数癌症是由环境因素所致；食物因素、吸烟、酗酒等也是引起癌症的主要危险因素。

当下，环境污染日渐严重，生活水平的提高使饮食结构发生了巨大变化，而食品的工业化使牛、羊、猪、鸡、鸭、鹅的养殖突破了传统方式，所以我们所需要的营养素反而得不到足够的补充。

其实，在我们的食物链中，许多东西是相"克"的。譬如番茄红素具有强大的抗胰腺癌效果，而西红柿、西瓜、杏就是这种物质的良好来源。吸烟与被动吸烟者，蔬菜和水果尤为重要，如胡萝卜素是抗肺癌的有效成分，为了避免受肺癌的侵袭，可以多吃富含胡萝卜素的食物，如菠菜、南瓜、胡萝卜、红薯、小白菜、青蒜等。一些学者指出，亚洲妇女罹患乳腺癌的发病率较之欧洲国家少，主要原因之一是她们经常食用十字花科蔬菜，如卷心菜、花菜、茎蓝、芥菜、萝卜等，因为这些蔬菜所含的有机硫化合物显示出很强的抗癌活性。

本书的第二章"别小看身体的毒素"，就提出用食疗的方法来给身体排毒，全面解析了体内废气、宿便、淤血、乳酸、酒毒、水毒、尿酸、坏胆固醇、内脏脂肪、浓稠的血液、高血糖、自由基等十二类身体病灶及致癌因素的应对之法。

本书52道菜中，具备防癌抗癌功能的食物占七成。您如果能经常轮换按此书的菜谱做菜，就是把好了饮食关口了。如预防消化道癌症，菜谱就告诉您，要多吃蔬菜、水果、杂粮、豆制品、酸牛奶、鱼类及海产品；不吃或少吃红肉；蔬菜包括苦瓜、卷心菜、洋葱、葱、蒜等，水果主要是猕猴桃、鲜枣、橘子、橙子、柚子等。最好不吃腌肉、烤肉、熏肉，不喝烈性酒。每日多饮用绿茶，也是防癌抗癌的良方。这些在书中都有详尽的表述，您仔细阅读，裨益无穷。

希望这本书与您的锅碗瓢盆为伴，成为您生活中不可或缺的良师益友。

邹　季

◎ 本书指导专家：邹季（湖北中医医院研究所所长、教授、主任医师、博士生、博士后导师）

Contents 目录

那些年，曾伤害过我们的东邪西毒

第一章

一、禽蛋

【扫毒菜谱】栗香鸡 ·· 3

茨实萝卜老鸭汤 ······························ 5

肉末韭菜煎蛋 ································· 7

咸蛋黄豆腐 ··································· 9

【麻辣热评】叫停活禽交易 ···················· 10

【辨毒认毒】如何挑选放心的鸡肉 ·············· 11

【解毒漫画】雾霾 VS 禽流感 ·················· 11

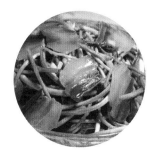

二、猪肉

【扫毒菜谱】糖醋里脊 ·························· 13

红烧狮子头 ································· 15

腊肉炒泥蒿 ································· 17

【麻辣热评】猪，你平安，我快乐 ·············· 18

【辨毒认毒】怎样辨别"瘦肉精"猪肉 ··········· 18

【解毒漫画】清汤挂面 ························ 19

三、牛肉

【扫毒菜谱】香煎牛排 ·························· 21

香芹牛肉丝 ································· 23

回锅牛肉 ··································· 25

【麻辣热评】梁山好汉：小二，来一斤牛肉 ······ 26

【辨毒认毒】如何识别注水牛肉 ················ 27

【解毒漫画】吹牛 ···························· 27

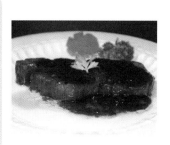

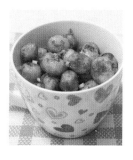

四、蔬菜

【扫毒菜谱】干煸四季豆 ······················ 29

西红柿炒茭白 ······························· 31

孜然土豆仔 ································· 33

【麻辣热评】反季蔬菜安全吗 ·················· 34

【辨毒认毒】如何挑选蔬菜 ···················· 35

【解毒漫画】我要吃肉 ························ 35

五、豆制品

【扫毒菜谱】干锅面筋 ·············· 37

皮蛋拌豆腐 ·············· 39

爆炒素鱼 ·············· 41

【麻辣热评】找块豆腐，一头撞死 ·············· 42

【辨毒认毒】豆制品为何没有以前好吃 ·············· 42

【解毒漫画】最坚强的民族 ·············· 43

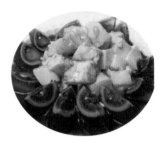

六、水发品

【扫毒菜谱】海带猪肝汤 ·············· 45

凉拌粉丝 ·············· 47

【麻辣热评】水发产品，你吃得安全吗 ·············· 48

【辨毒认毒】如何识别有毒水发产品 ·············· 48

【解毒漫画】蚂蚁饿了 ·············· 49

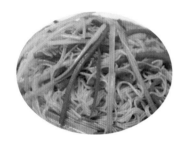

七、添加剂

常用食品添加剂 ·············· 50

禁用食物添加剂黑名单 ·············· 50

盘点添加剂最多的零食 ·············· 60

吃方便面做到好吃又健康的 4 个细节 ·············· 61

火腿肠里的门道 ·············· 61

与食品添加剂和平相处的 5 个要点 ·············· 62

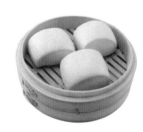

别小·看身体的毒素　第二章

一、体内废气

【扫毒贴士】体内废气的坏处 ·············· 66

改善肠内环境，减少体内废气 ·············· 66

9 个简单运动就能排毒养颜 ·············· 67

【排毒菜谱】酸奶沙拉 ·············· 69

干煸红薯条 ·············· 70

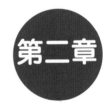

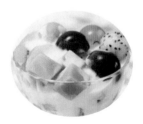

二、宿便

【扫毒贴士】如何清"宿便" ·················71

【排毒菜谱】排骨杂粮汤 ·················72

玫瑰花馒头 ·················73

腊味粗粮饭 ·················74

三、淤血

【扫毒贴士】身上有淤血,需要补充维生素 K ··········75

女人皮肤不好需排除体内淤血 ··········75

【排毒菜谱】红萝卜羊排汤 ·················77

红枣桂圆香梨汤 ·················79

四、乳酸

【扫毒贴士】消除乳酸,预防慢性疲劳 ··········80

乳酸产生的过程 ·················80

减少乳酸的 3 类食物 ·················81

【排毒菜谱】酸辣藕带 ·················83

荷塘三宝 ·················85

猪肝银芽 ·················86

尖椒红薯尖 ·················87

五、酒毒

【扫毒贴士】五花八门的醒酒法 ··········88

最理想的下酒菜 ··········89

【排毒菜谱】葱烧黄花鱼 ·················91

五彩虾仁 ·················93

苹果炖芦荟 ·················95

脆骨烧萝卜 ·················96

三鲜鱼头火锅 ·················97

六、水毒

【扫毒贴士】水毒引起的疾病 ··········98

如何确定中了水毒 ··········99

【排毒菜谱】酸辣土豆丝 ·················101

凉拌蓑衣黄瓜 ·················103

黄骨鱼豆腐汤 ·················105

豆腐皮扒菜心 ·················106

七、尿酸

【扫毒贴士】尿酸高应多喝水 ……………… 107

【排毒菜谱】糖渍西红柿花 ……………… 109

剁椒黑木耳 ……………… 110

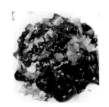

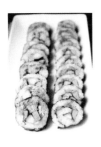

八、坏胆固醇

【扫毒贴士】坏胆固醇威胁"四高"人群 ………111

【排毒菜谱】椒香带鱼 ……………… 113

雨花石汤圆 ……………… 115

紫菜包饭 ……………… 116

九、内脏脂肪

【扫毒贴士】内脏肥胖者的特征 ……… 117

减去内脏脂肪是健康减肥的根本 …… 117

【排毒菜谱】酢辣椒 ……………… 118

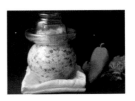

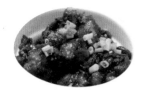

十、浓稠血液

【扫毒贴士】血液浓稠可食疗改善 ……… 119

【排毒菜谱】肉丁蒸纳豆 ……………… 121

十一、高血糖

【扫毒贴士】高血糖吃什么食物好 ……… 122

高血糖不能吃什么 ……………… 123

【排毒菜谱】洋葱圈 ……………… 125

木糖醇冰皮月饼 ……………… 127

生拌莴笋丝 ……………… 128

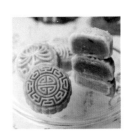

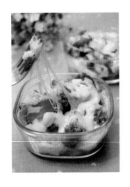

十二、自由基

【扫毒贴士】自由基是什么 ……………… 129

【排毒菜谱】培根芦笋卷 ……………… 131

培根芝士西兰花 ……………… 133

金虫草滋补老鸭汤 ……………… 135

手撕包菜 ……………… 136

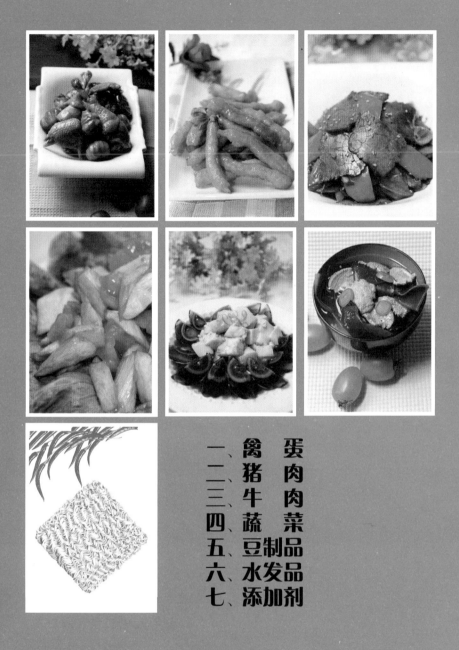

蛋肉肉菜
禽猪牛蔬制品
一、二三四五六七、添加剂
　　　、、、、水发品
　　　、豆制品

第一章

那些年，

曾伤害过我们的东邪西毒

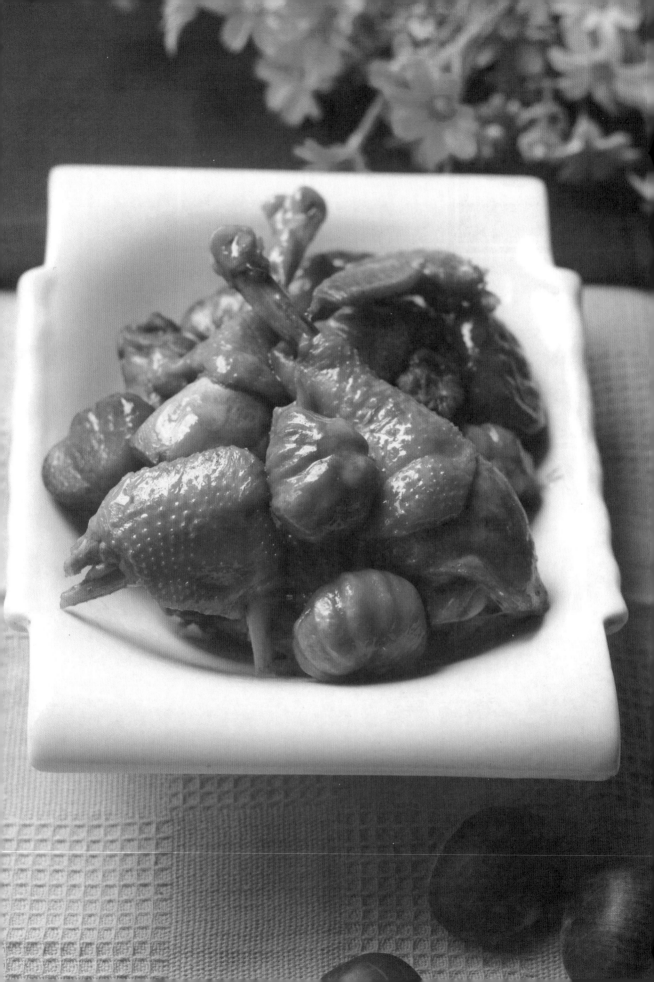

一、禽　蛋

扫毒菜谱

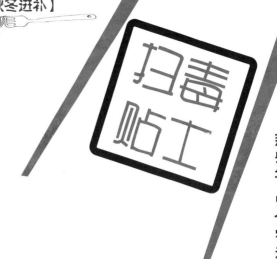

扫毒贴士

栗香鸡

主料：仔鸡 1000 克。

配料：板栗 500 克。

调料：姜片少许、味精 2 克、盐 2 克、白糖 2 克、植物油 50 克、酱油 30 克。

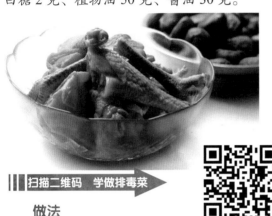

扫描二维码　学做排毒菜

做法

1. 将仔鸡洗净，剁成块；板栗洗净备用。

2. 板栗在壳面上用刀砍成十字形；放入沸水锅中用旺火煮 5 分钟，取出脱壳。

3. 炒锅置旺火上，倒入植物油烧至七成热，将板栗倒入炸至金黄捞起；锅内留油，放入鸡块炸至金黄略焦捞起；倒出锅中油，加板栗、酱油、精盐、鸡块略炒。

4. 锅中加水，用旺火烧 10 分钟再用文火 30 分钟，至肉块松爽、板栗粉糯时，加味精、用湿淀粉勾芡，起锅装盘即成。

温馨提示

1. 板栗走油后更易入味。

2. 鸡肉无论是炖是烧都要在沸水锅中余一下，捞出，控净水分。这样鸡肉可以去除血水、杂质，也可缩短烹饪时间。

吃鸡肉的禁忌

感冒发热、内火偏旺、痰湿偏重之人，肥胖症、患有热毒疖肿之人，高血压、血脂偏高、胆囊炎、胆石症的人忌食鸡肉；鸡肉性温，助火，肝阳上亢及口腔糜烂、皮肤疖肿、大便秘结者不宜食用鸡肉；感冒伴有头痛、乏力、发热的人忌食鸡肉、鸡汤。

鸡屁股是淋巴最为集中的地方，也是储存细菌、病毒和致癌物的仓库，应丢弃。

鸡肉食疗作用

鸡的肉质细嫩，滋味鲜美，适合多种烹调方法，并富有营养，有滋补养身的作用。鸡肉不但适于热炒、炖汤，而且是比较适合冷食凉拌的肉类。但切忌吃过多的鸡翅等鸡肉类食品，以免引起肥胖。

鸡肉可用于治疗虚劳瘦弱、中虚食少、泄泻头晕心悸、月经不调、产后乳少、消渴、水肿、小便数频、遗精、耳聋耳鸣等症。

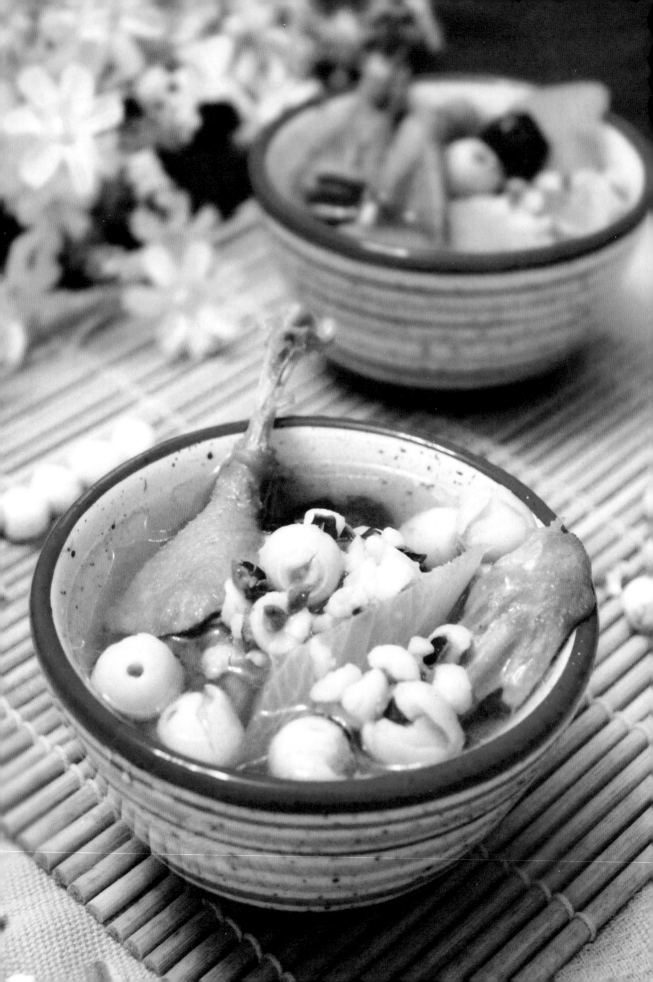

芡实萝卜老鸭汤

扫毒贴士

主料：芡实 200 克，萝卜 1 个，莲子、红枣、生姜适量。

调料：盐、油、料酒适量。

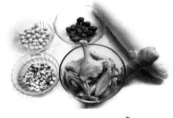

扫描二维码　学做排毒菜

做法

1. 老鸭洗净备用；将白萝卜去皮后切成菱形块备用；将生姜去皮后切片备用。

2. 锅中烧水，待水沸后加入老鸭焯水。撇去锅中浮沫。将焯过水的老鸭捞起备用。

3. 将锅烧干放少许色拉油，将生姜片倒入锅内翻炒。

4. 将焯过水的老鸭倒入锅中翻炒至表皮金黄，烹入料酒。将翻炒好的老鸭倒入电砂锅内，加水炖煮。

5. 趁炖汤的时间，将芡实、莲子和红枣洗净备用。芡实和莲子用温水泡半小时。

6. 当老鸭炖 1 小时后，倒入莲子、白萝卜一起炖煮。再将芡实倒入汤内炖煮。

7. 炖煮 2 小时后，鸭肉和芡实、萝卜等已炖烂，再加入红枣和少许食盐略炖后起锅即可。

温馨提示

1. 炖汤时一定要先炖老鸭，再放入其他辅材。

2. 红枣最后放，否则会炖成"枣泥"。

吃鸭肉的禁忌

1. 鸭肉与鳖相克，久食令人阳虚，水肿腹泻。

2. 鹅肉、鸭肉忌与鸡蛋同食，否则会伤元气。

3. 鸭肉忌与羊肉、兔肉、杨梅同食。

鸭肉的食疗作用

鸭肉性寒、味甘、咸，归脾、胃、肺、肾经。鸭肉中的脂肪酸熔点低，易于消化。所含 B 族维生素和维生素 E 较其他肉类多，能有效抵抗脚气病、神经炎和多种炎症，还能抗衰老。鸭肉中含有较为丰富的烟酸，它是构成人体内两种重要辅酶的成分之一，对心肌梗死等心脏疾病患者有保护作用。

哪些人不宜吃鸭肉

感冒患者不宜食用鸭肉，否则可能会加重病情。患慢性肠炎时慎用，食之可使患者泄泻加重。烟熏或煎炸的鸭肉不宜常吃。当出现腹部疼痛、腹泻、腰痛、痛经等症状时，暂时不宜吃鸭肉，以免加重病情。

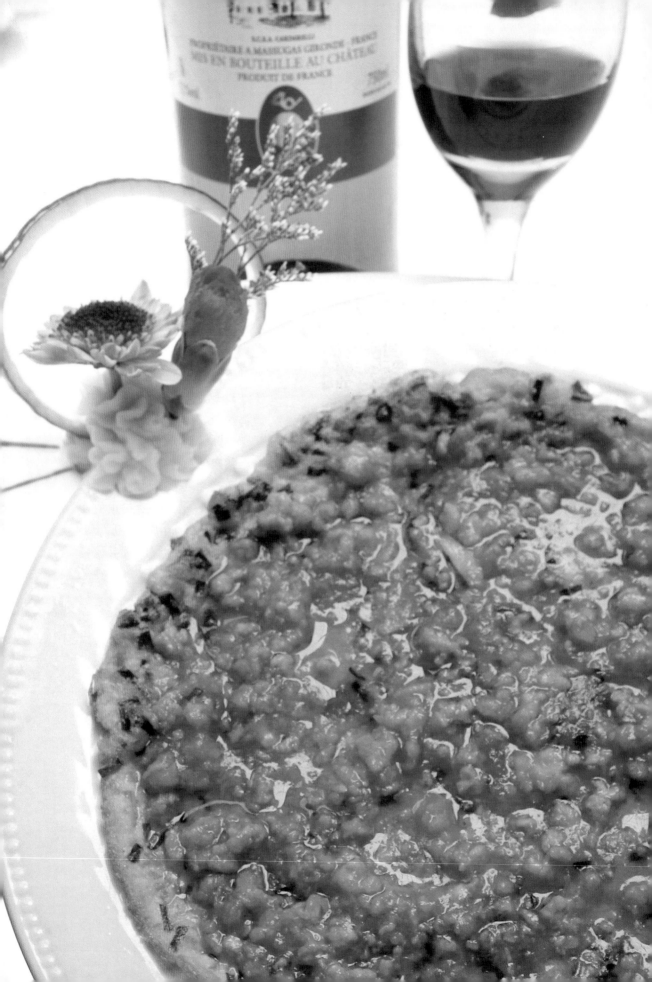

肉末韭菜煎蛋

主料：韭菜、胡萝卜、肉末各适量，鸡蛋3个。

调料：盐3克、番茄酱适量。

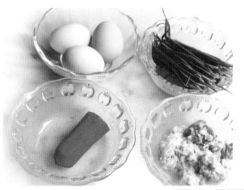

扫描二维码　学做排毒菜

做法

1. 韭菜洗净切成小丁，胡萝卜切成小丁，鸡蛋打入碗中；将韭菜、胡萝卜放入鸡蛋中，加适量盐拌匀，下入油锅摊成蛋饼。

2. 锅内油烧热，放入番茄酱稍炒后，再下入肉末翻炒至熟，加少量盐调味后，淋在蛋饼上即可。

温馨提示

1. 蛋要煎得好，锅一定要热才能放油，放油后把油调成中火，才不会让鸡蛋因为温度太高而煎得过老而干硬。

2. 煎鸡蛋不需放味精。

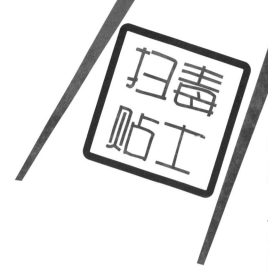

辨别假鸡蛋

根据专家提供的意见，大家可从以下几方面鉴别鸡蛋的真伪：

（1）假鸡蛋蛋壳的颜色比真鸡蛋亮一些，但不太明显。真鸡蛋和假鸡蛋的主要成分虽然都是碳酸钙，由于假鸡蛋蛋壳中还含有少量石膏，所以比真鸡蛋的外壳亮一些，要仔细观察才能看出来。

（2）用手触摸假鸡蛋蛋壳，会觉得比真鸡蛋粗糙。

（3）在晃动假鸡蛋时会有声响，这是因为水分从凝固剂中溢出的缘故。

鸡蛋选购技巧

1. 看。鲜蛋的蛋壳上附着一层霜状粉末，蛋壳颜色鲜明、气孔明显属于新鲜之品。反之则为陈蛋。或者用左手握成窝圆形，右手将蛋放在圆形末端，对着日光看，新鲜蛋呈微红色，半透明状态，蛋黄轮廓清晰。

2. 摇。用手轻轻摇动，没有声音的是鲜蛋，有水声的是陈蛋。

3. 试。将鸡蛋放入冷水中，下沉的是鲜蛋，上浮的是坏蛋。

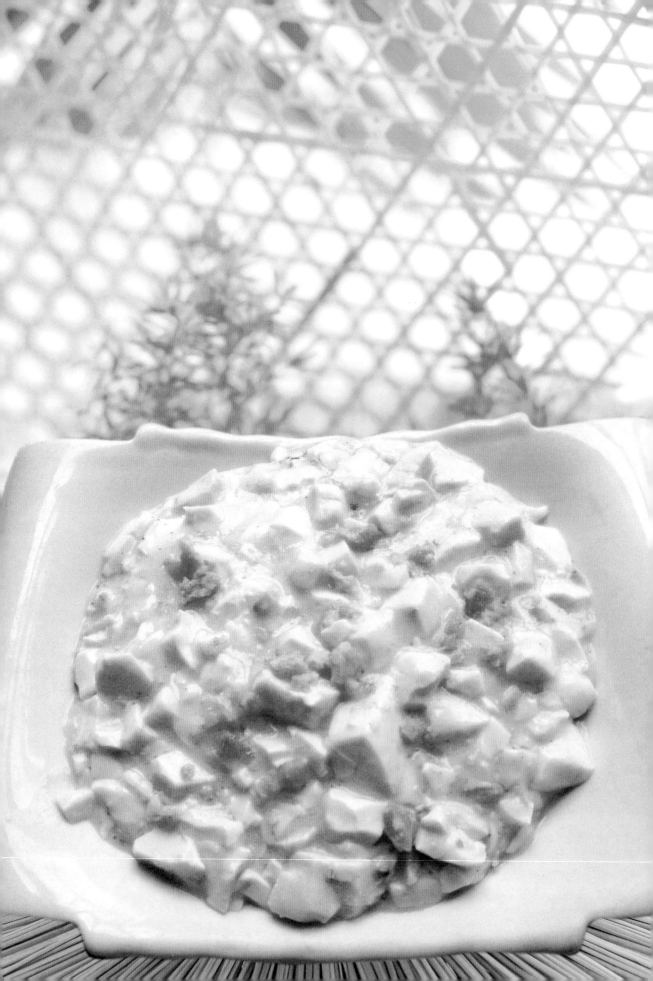

咸蛋黄豆腐

主料：营养豆腐一盒。

配料：咸蛋黄 2 个。

调料：盐、水淀粉少许。

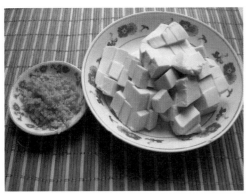

扫描二维码　学做排毒菜

做法

1. 锅内烧水，加盐，将豆腐切块，焯水待用。

2. 咸蛋黄蒸熟后，碾成末备用。

3. 锅烧热，加入少量油，将咸蛋黄炒成泡沫状。

4. 迅速将豆腐入锅，轻轻翻炒，勾入水淀粉起锅即可。

温馨提示

1. 做豆腐前，如果用盐水焯一下，再做菜就不容易碎了。特别是内酯豆腐软嫩细滑有弹性，水分含量也比较大。

2. 烹饪前，先将锅中的水煮开，放一小勺盐，把豆腐切块焯一下，才能保持完整。

7 天自制咸鸭蛋

红心咸鸭蛋添加苏丹红！随着苏丹红咸鸭蛋的曝光，咸鸭蛋让人望而生畏，其实卫生、安全的咸鸭蛋家庭制作的方式非常简单，我们不妨动手试试。

【鸭蛋的清洗】

1. 鸭蛋放入水中，加入一点白酒，浸泡 5 分钟。

2. 擦拭鸭蛋表面附着的污渍，用清水冲洗干净。

3. 用厨房纸巾擦干鸭蛋表面水分，并风干至完全干透。

【鸭蛋的腌制】

1. 碗里倒入足量的白酒。

2. 洗净的鸭蛋放在白酒中浸泡 20 分钟。

3. 碟子里面放入食盐。

4. 取一个泡好的鸭蛋，在食盐里滚动，使鸭蛋表面均匀的沾满食盐。

5. 裁一块保鲜膜，将沾有食盐的鸭蛋放在保鲜膜上。

6. 用保鲜膜把鸭蛋包裹好。

7. 包裹好的鸭蛋放在一个干净无水无油的容器内，放太阳下暴晒 1 天。

8. 晚上把鸭蛋放在保鲜袋中，扎紧口袋，放阴凉干燥处腌制 7 天即可。

叫停活禽交易

2013 年 3 月底，H7N9 禽流感在上海市和安徽省首次发现，随后南京全城杀鸡，广东埋了十几万只鸽子，上海扑杀了几十万家禽。每次有病毒大规模爆发的时候，就会掀起一场对动物的大肆扑杀。从非典时的果子狸，H1N1 时的猪，到现在 H7N9 的活禽，无一例外。我们为了自身的安全如此大开杀戒，却很少有人反思：为什么这些与吃有关的"怪病"会屡禁不止？

2012 年底，肯德基、麦当劳"速生鸡"被曝使用违禁药物，央视报道称，一些养殖户为了使鸡不得病，在饲料里添加多种抗生素，为了使肉鸡能够快速生长，就使用地塞米松等激素类药品，这些激素类物质能刺激鸡多采食，几天内体重大增。肯德基、麦当劳的这些"速生鸡"从雏鸡进入鸡场，到肉鸡出栏屠宰，多个环节暴露出安全隐患，例如抗生素滥用、动物检验检疫程序"走过场"、花钱买动物检疫合格证明等。

养殖业发展不能违背自然规律，否则势必会招来惩罚，禽流感也许仅仅是个开始。我国出现禽流感感染人的疫情，是因为我国是世界上禽类数量最多的国家，在很多村庄，家禽常常跟人接触。

在我国，市场活禽交易普遍实施现场宰杀，其场地、设施根本达不到活禽屠宰防疫条件，粪便、毛污、脏血遍地，大大增加了禽流感等重大禽病的感染概率。一旦出现疫情，很难防控，严重威胁广大市民的生命健康。

还有，我国老百姓都有去市场买活鸡、现场宰杀回家立即炖汤的生活习惯，实际上这是不对的。鲜鸡买回来后，应先放冰箱冷冻室冰冻 3~4 个小时再取出解冻炖汤。因为动物骤然被杀，体内会自然释放多种毒素，而且刚宰杀的热肉细菌繁殖迅速。冷冻既杀菌，也让鸡肉从"僵直期"过渡"腐败期"到"成熟期"，这时的肉质最好，再来炖汤，味道最为鲜美。

很多国家出于保护城市环境和公共卫生安全，立法禁止活禽进城，市场上销售的都是冻肉和冻家禽，这是值得我们借鉴的。倘若我们每个人从现在起，改变饮食习惯，多吃冻的，少吃活的，也许就不会引祸上门。

> 根据我国《兽药管理条例》的规定，禁止将人用药品用于动物，禁止在饲料和动物饮用水中添加激素类药品。瘦肉精属于原料养殖过程产生的食品安全问题，是在生猪养殖过程中使用了国家禁止使用的物质，注意不是兽药，而且后期加工无法清除！

如何挑选放心的鸡肉

买颜色发白的鸡肉：活鸡被宰后，血会放出来，颜色发白。如果肉质发红、发黑，这样的鸡不是病鸡就是死鸡。买整鸡，可以通过刀口辨别：刀口不平整、放血良好的是活鸡屠宰；刀口平整甚至无刀口、有残血，血呈暗红色，就可能是死后屠宰的鸡。

摸、闻辨新鲜：如果鸡肉外层微干，不发黏、不沾手，用手指压后会立即复原状，无异味，则说明鸡肉比较新鲜。

看鸡爪挑柴鸡：一般散养鸡的脚爪细而尖长、粗糙有力，而圈养鸡脚短、爪粗且圆肉厚。

看翅膀识别注水鸡：如果发现鸡身上有红针眼或乌黑色，就证明被注了水。可以用手指捏一捏皮层，若明显感到打滑，也可能是注水的鸡肉。

买活鸡，别挑肉太多的：挑活鸡，要选精神活泼、眼睛灵活、两翅紧贴身体、毛有光泽的鸡。重要的是，肉不要太多，肉多而肥的鸡可能是激素催的。

鸡肉的安全处理

处理生鸡肉时，必须保证与鸡肉有接触的所有器具（包括双手）都洁净。鸡肉在烹饪之前必须冲洗干净并用纸巾拍干。切菜板和刀具在用过后必须用洗涤剂清洗干净，在处理前后都必须将手洗擦干净。鸡肉必须烹至全熟才可食用，绝不能煮得半熟就保存起来待食用时再煮，因为这样会促使细菌生长。

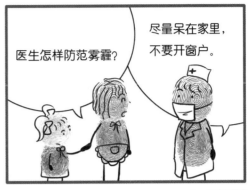

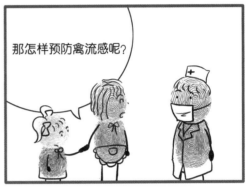

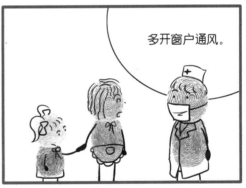

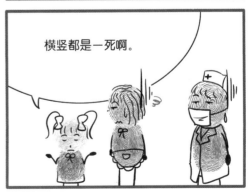

▲雾霾 VS 禽流感

那些年，曾伤害过我们的东邪西毒

鸡肉　牛肉　熟菜　豆制品　水发品　添加剂

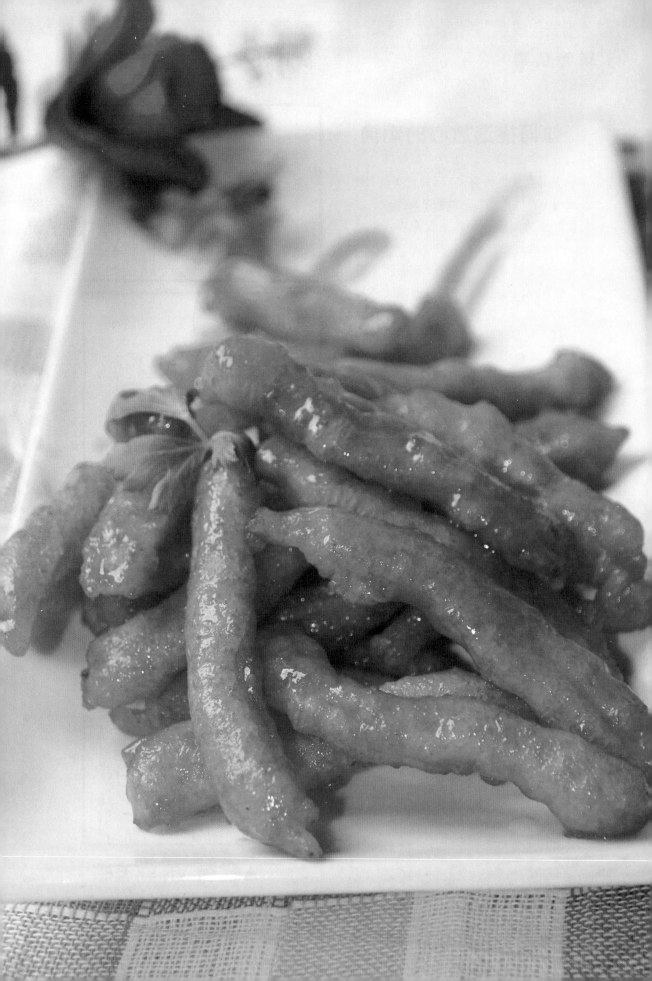

二、猪　肉

扫毒菜谱

糖醋里脊

主料： 里脊肉。

调料： 盐、味精、生粉、面粉、吉士粉、泡打粉、番茄酱、白糖、大红浙醋、白醋各适量。

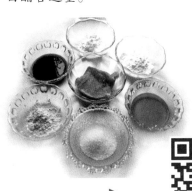

扫描二维码　学做排毒菜

做法

1. 将里脊肉切成大小均匀的条状；加少许盐、味精搅拌均匀。

2. 趁锅内烧油时开始调糊。将生粉、面粉、吉士粉（加少许盐和泡打粉）调成糊状；将里脊肉均匀地裹住糊。

3. 油温烧至七成后，将裹好糊的肉逐一下入锅内，浮起略金黄色捞起，控油。

4. 锅内留少许油，放入适量番茄酱、大红浙醋、白醋和白糖翻炒至起泡，将炸好的里脊肉倒入锅内翻炒，迅速起锅装盘即可。

温馨提示

1. 炸里脊肉一定要一片片地下入油锅。

2. 炸一次的肉裹住番茄酱后很容易蔫，复炸一次效果更好。

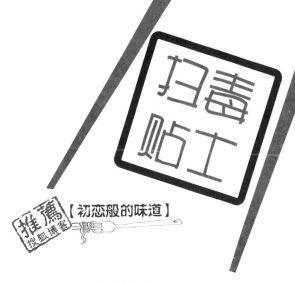

猪肉的科学烹调

1. 猪肉的吃法繁多，烹制方法更是令人眼花缭乱。从营养保健角度说，以炖、煮、蒸为好，炸和烤最差。因为在炸、烤的高温下，猪肉中的蛋白质会变性生成苯并芘等有致癌作用的化学物质。煮烂的肉较易消化，蛋白质水解成氨基酸溶入汤中，汤不仅味鲜，还富有营养，而且经四五个小时的炖煮，肉中的胆固醇含量能减少50%以上。

2. 猪肉烹调前不要用热水清洗，因猪肉中含有一种肌溶蛋白的物质，在15℃以上的水中易溶解，若用热水浸泡就会散失很多营养，同时口味也欠佳；猪肉应煮熟，因为猪肉中有时会有寄生虫，如果生吃或调理不完全时，可能会在人体肝脏或脑部寄生绦虫。

3. 猪肉属酸性食物，为保持膳食平衡，烹调时宜适量搭配些豆类和蔬菜等碱性食物，如土豆、萝卜、海带、大白菜、芋头、藕、木耳、豆腐等。

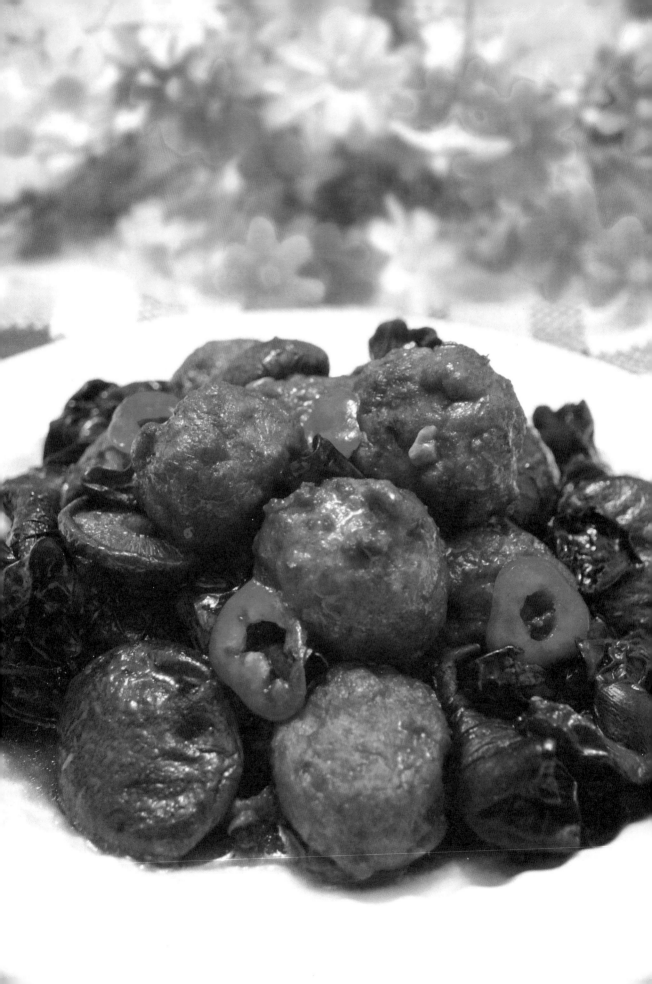

红烧狮子头

主料：猪肉馅 1000 克，鱼滑 200 克，荸荠、干香菇、黑木耳各适量。

调料：生姜、盐、淀粉、味精、胡椒、料酒、油适量。

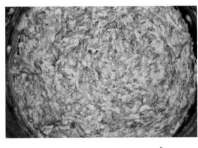

扫描二维码　学做排毒菜

做法

1. 将猪肉剁成米粒大小的馅。

2. 将荸荠削皮、剁碎。

3. 用手将鱼滑顺一个方向慢慢加入适量清水并搅拌上劲；另用一个锅，将肉馅顺一个方向搅拌上劲；一边搅拌一边加入适量生姜和清水；待搅拌上劲后，将肉馅和鱼滑和匀，加入适量盐、胡椒、味精、料酒；最后加入适量荸荠、淀粉和适量油搅拌均匀。

4. 锅内烧油；将肉丸倒入油锅炸至金黄捞起；加入泡发好的干香菇和黑木耳，加入少量老抽烧至入味，加入少量湿淀粉勾芡起锅装盘即可。

温馨提示

1. 肉馅和鱼滑要分别搅打上劲再混合。

2. 荸荠不可切太碎，否则影响口感。

食用猪肉的禁忌

1. 食用猪肉后不宜大量饮茶。因为茶叶的鞣酸会与蛋白质合成具有收敛性的鞣酸蛋白质，使肠蠕动减慢，延长粪便在肠道中的滞留时间，易造成便秘，并增加了有毒物质和致癌物质的吸收。

2. 肥胖和血脂较高者不宜多食猪肉，烧焦的猪肉不要吃。

3. 牛奶与瘦肉不宜同食，因为牛奶里含有大量的钙，而瘦肉里含磷，这两种营养素不能同时吸收，国外医学界称之为磷钙相克。例如目前人们经常采用的牛奶加汉堡包或三明治配膳就十分不恰当。

猪肉的营养

猪肉性味甘咸平，含有丰富的蛋白质及脂肪、碳水化合物、钙、磷、铁等成分。猪肉具有补虚强身、滋阴润燥、丰肌泽肤的作用。凡病后体弱、产后血虚、面黄赢瘦者，皆可用之作营养滋补之品。

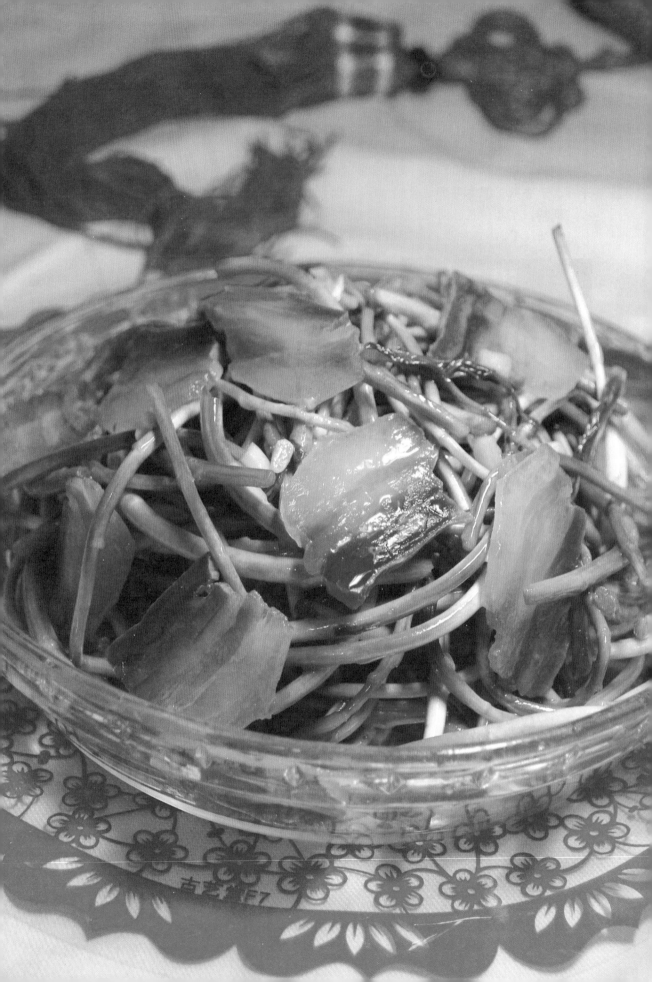

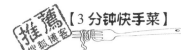

【3分钟快手菜】

腊肉炒泥蒿

主料：泥蒿 300 克，腊肉 100 克。

调料：蒜末、油、盐、料酒、白糖适量。

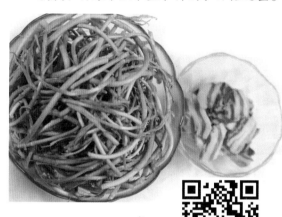

扫描二维码　学做排毒菜

做法

1. 泥蒿去叶洗净，将嫩茎和中心的嫩芽掐成小段备用；腊肉切片备用。

2. 锅内烧少量油，倒入腊肉片煸炒，喷点料酒，煸至肉色透亮盛起。

3. 就着煸腊肉的油，下入蒜末煸香；将泥蒿倒入锅中大火翻炒；加入少许精盐。

4. 加入煸好的腊肉和少量白糖翻炒均匀并迅速起锅装盘。

温馨提示

1. 煸腊肉时要少放油，在煸的过程中，腊肉会出油。

2. 煸腊肉时要迅速。

3. 腊肉盛起是为了避免炒老。

腊肉不能吃新鲜的

自制腊味要多放盐，放置 2 周以上。这不仅是入味不入味的问题，因为亚硝酸盐在 7 ~ 14 天达到最高值。2 周后含量开始降低。如果你正吃了 7 ~ 14 天内新制的腊肉，无疑会增加危险性。

家制腊肉做法

（1）切条、腌制。将肉切成长 30 厘米，宽 3~5 厘米的条，用竹签扎些小眼，用经过炒烫晾至温热的花椒和盐进行揉搓，搓后放入瓷盆，皮朝下肉朝上，一层层码放，最上一层用重物压住。每隔 2 天翻倒 1 次，腌 10 天后，改为每天翻倒 1 次，再腌 4~5 天，取出，用绳穿上，吊挂阳光处晾晒至干。

（2）蒸制、切片。把制好的腊肉放入温水泡软，刮去黄面，并用软刷刷去肉上的尘土，再用温水洗净，放入容器，上屉用旺火沸水足气蒸约 1 小时。下屉晾凉，切片装盘食用。

选购腊肉的窍门

购买时要选外表干爽、没有异味或酸味、肉色鲜明的；如果瘦肉部分呈现黑色、肥肉呈现深黄色，表示已经超过保质期，不宜购买。

那些年，曾伤害过我们的东邪西毒

禽蛋　猪肉　牛肉　蔬菜　豆制品　水产品　添加剂

— 17 —

猪，你平安，我快乐

猪肉是中国人最喜欢的肉类产品，猪肉价格贵，那么，菜篮子的开支就会相应增加。有人会说，可以用其他肉来替代猪肉呀，但中国百姓吃猪肉已成为一种习惯，要想短期内改变这种习惯是很难的。因此，发展养猪业，平抑猪肉价格，应该是我国菜篮子工程的重中之重。

近年来，我国的猪肉经历了无数个多事之秋，白条肉、瘦肉精、病死猪……。因害怕食用含有瘦肉精的猪肉而影响检测结果，担心因此被取消比赛资格，有的运动员多年不食猪肉。无良商贩非法收购、贩卖白条肉、注水肉、病死病害肉无异于谋财害命，不但要受到道德的谴责，更应该得到法律的制裁。

猪肉让人不放心，连国家体育总局都曾经下"禁肉令"，要求"运动员禁止在外食用猪牛羊肉，各训练基地在未确定肉源安全情况下暂停食肉"。

近几年食品安全危机频发，老百姓对问题食品已如惊弓之鸟。这些频频曝光的食品安全事件已引起我国食品监管部门高度重视，政府、质监、企业等都加强了食品安全方面的管理和投入，也采取了一些专项整治行动，对专项整治行动中发现的违法违规问题，严格依法查处；涉嫌犯罪的，将及时移送司法机关处理。我们相信，只要政府发挥监管职能、规范生产流程、严格检测标准，商家自律、依法经营，一定会确保老百姓吃上放心食品的。

民以食为天，食以安为先，猪肉制品作为餐桌上的主角，和我们每个人都息息相关。如果只靠建立少数特供基地，只保证航天员、运动员等特殊人群的食品安全是毫无意义的，小范围的安全就如孙悟空画的圈，并非真正的安全，一旦走出来，就要面对恶劣的问题食品环境。在食品安全危机面前，没有谁能够独善其身。

猪，你平安，我快乐。打造放心菜篮请先从猪肉开刀。

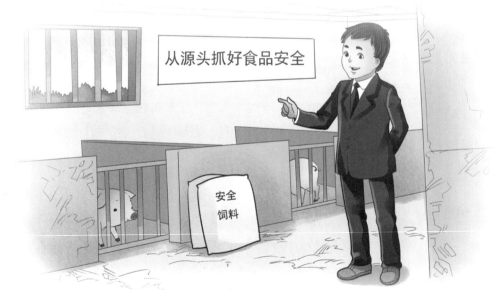

怎样辨别"瘦肉精"猪肉

　　"瘦肉精"是一类药物的总称，这类药物实际上既不是兽药，也不是饲料添加剂，而是肾上腺类神经兴奋剂。主要有莱克多巴胺、盐酸克仑特罗、沙丁胺醇、硫酸沙丁胺醇、硫酸特布他林、西巴特罗、盐酸多巴胺等7种。将"瘦肉精"添加于饲料中，不仅可以促进动物的生长、使肉品提早上市，还能增加动物的瘦肉率。所以，动物吃了添加瘦肉精的饲料后，其肉质与普通肉质相比，具有明显特征。

　　专家给出瘦肉精猪肉与普通猪肉的辨别方法如下：一是看猪肉脂肪（猪油），一般含瘦肉精的猪肉肉色异常鲜艳，其皮下脂肪层明显较薄，通常不足1厘米；瘦肉与脂肪间有黄色液体流出，脂肪特别薄。二是观察瘦肉的色泽，含有"瘦肉精"的猪肉肉色较深，肉质鲜艳，颜色为鲜红色，纤维比较疏松，时有少量"汗水"渗出肉面。而一般健康的瘦猪肉是淡红色，肉质弹性好，肉上没有"出汗"现象。

瘦肉精对人的危害

　　人食用含瘦肉精的猪肉后会出现头晕、恶心、手脚颤抖、心跳加速，甚至心脏骤停致昏迷死亡，特别对心律失常、高血压、青光眼、糖尿病和甲状腺功能亢进等患者有极大危害。长期食用则有可能导致染色体畸变，会诱发恶性肿瘤。

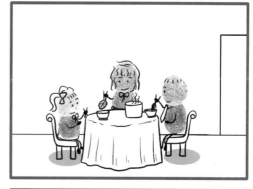

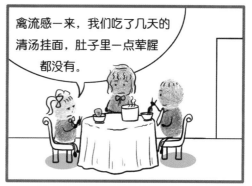

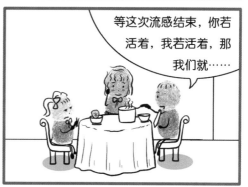

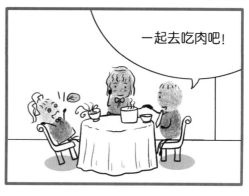

▲ **清汤挂面**

那些年，曾伤害过我们的东邪西毒

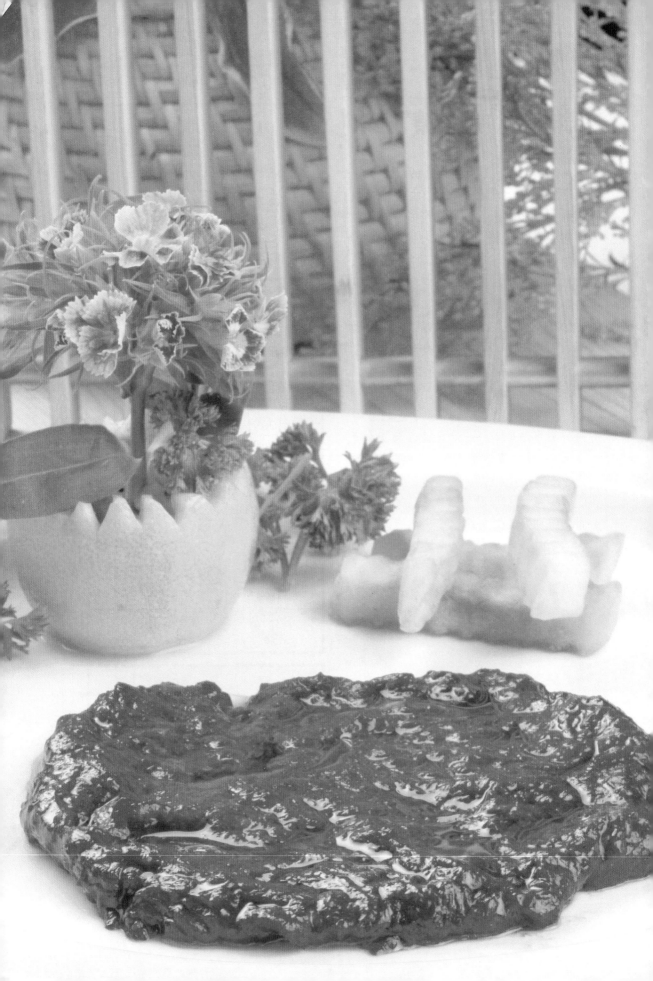

三、牛　　肉

香煎牛排

主料： 西冷牛排 3 块（约 420 克），红薯 2 个（约 400 克），西兰花、胡萝卜适量。

调料： 盐、罗勒叶、黑胡椒碎、黑胡椒汁、红酒、黄油适量。

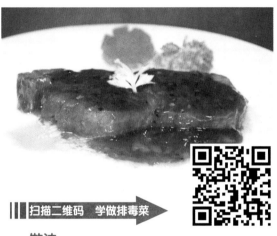

扫描二维码　学做排毒菜

做法

1. 将西冷牛排用松肉器锤打断筋，这样会让肉更细嫩，煎时不回缩。

2. 将牛排的两面撒上少许盐、罗勒叶和黑胡椒粒"按摩"几下，再倒入 1/3 瓶的红酒；加上黑胡椒汁腌至半小时到 1 小时。

3. 牛排腌好后，锅内放入黄油 1 块，待融化后放入牛排；煎 2 分钟后翻面，再煎 2 分钟后再翻面即可。

4. 将泡牛排的汁倒入锅内，待汤汁收浓后浇在牛排上即可。

温馨提示

牛排第一次下锅煎炸一定要大火高温，这时牛肉表面一层肉脱水变硬，颜色变为深褐色，并且散发出煎炸的香味，在牛肉变焦之前翻一面，将另一面也煎成深褐色。

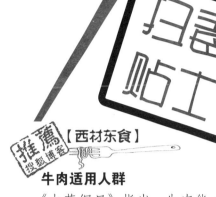

【西材东食】

牛肉适用人群

《本草纲目》指出，牛肉能"安中益气、养脾胃，补虚壮健、强筋骨，消水肿、除湿气"。一般人都可以吃。但由于牛肉的肌肉纤维较粗糙不易消化，更有很高的胆固醇和脂肪，故老人、幼儿及消化力弱的人不宜多吃，或适当吃些嫩牛肉。

牛肉功效

肉含有丰富的蛋白质，氨基酸组成比猪肉更接近人体需要，能提高机体抗病能力，对生长发育及手术后、病后调养的人在补充失血、修复组织等方面物别适宜。寒冬食牛肉，有暖胃作用，为寒冬补益佳品。中医认为，牛肉有补中益气、滋养脾胃、强健筋骨、化痰息风、止渴止涎的功效。

牛肉的营养价值高，古有"牛肉补气，功同黄芪"之说。凡体弱乏力、中气下陷、面色萎黄、筋骨酸软、气虚自汗者，都可以将牛肉炖食。手术后的病人，可用牛肉加红枣炖食。

牛筋性味甘平，有补肝强肾、益气力、续绝伤的作用。血虚、骨折病人可食之。

牛肝性味甘平，能补血养肝明目，凡疳夜盲、产后血虚、面色萎黄者可多食。

牛血性味甘凉，能养血理血，滋阴润肤。

牛脂能治诸疮疥癣。

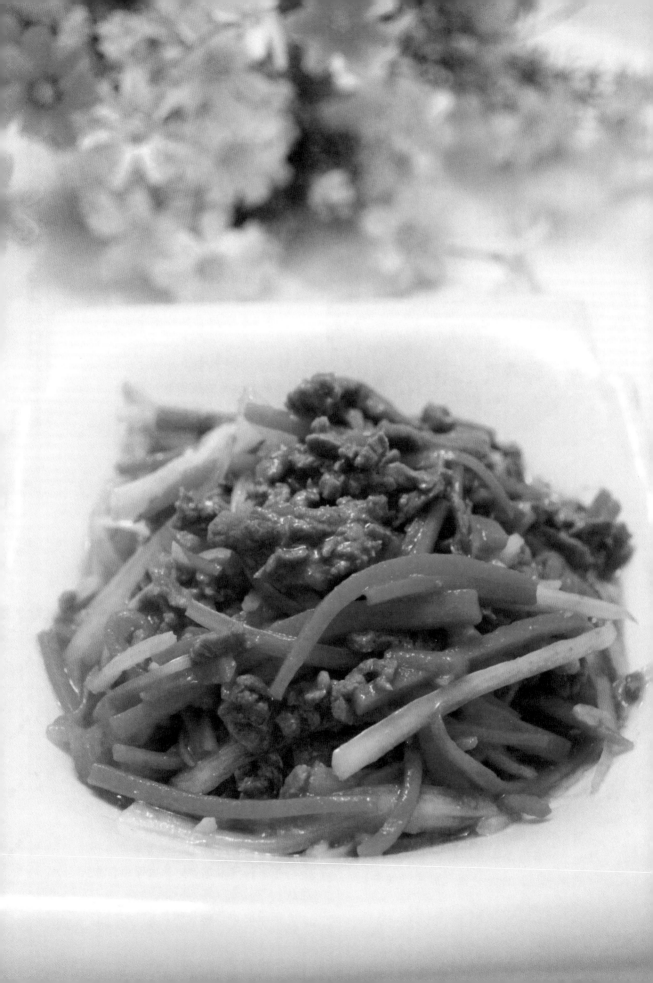

香芹牛肉丝

主料：牛里脊肉250克、香芹、胡萝卜适量。
调料：酱油、淀粉、白糖、料酒、盐适量。

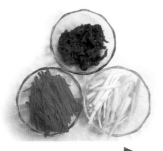

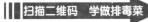

扫描二维码　学做排毒菜

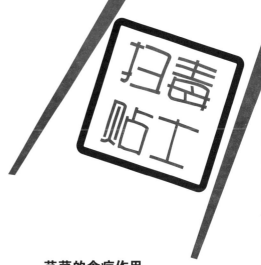

做法

1. 将牛肉和胡萝卜切丝、芹菜切段备用。

2. 将牛肉与料酒、酱油、胡椒粉、水淀粉以及一勺食用油拌匀，在碗中稍腌。

3. 锅中水开后，将胡萝卜和香芹依次焯水。

4. 取一大匙淀粉、适量味精、水，兑成芡汁。

5. 锅中放油用大火烧至六成热，下牛肉丝炒至表面发白，盛出待用。

6. 锅底留油烧热，放入葱姜片爆香，放入芹菜段和胡萝卜翻炒片刻，再倒入牛肉丝炒匀，烹入调匀的芡汁即可出锅。

7. 起锅装盘即成。

温馨提示

1. 牛肉要选择新鲜的里脊等部位，否则选了那种比较老的肉，怎么做也炒不嫩。

2. 切牛肉的时候，要先顺着肉的纤维切成片。然后用擀面杖把肉质捶打松嫩。

芹菜的食疗作用

1. 芹菜有助于清热解毒，去病强身。肝火过旺、皮肤粗糙及经常失眠、头疼的人可适当多吃些。芹菜也是一种理想的绿色减肥食品。因为当嘴巴里正在咀嚼芹菜的同时，消耗的热能远大于芹菜给予的能量。

2. 防癌抗癌。芹菜是高纤维食物，它经肠内消化作用产生一种木质素或肠内脂的物质，这类物质是一种抗氧化剂，高浓度时可抑制肠内细菌产生的致癌物质。它还可以加快粪便在肠内的运转时间，减少致癌物与结肠黏膜的接触而达到预防结肠癌的目的。

食用牛肉八大裨益

1. 牛肉富含肌氨酸。

2. 牛肉含维生素 B_6。

3. 牛肉含肉毒碱。

4. 牛肉含钾和蛋白质。

5. 牛肉是亚油酸的低脂肪来源。

6. 牛肉含锌、镁。

7. 牛肉含铁。

8. 牛肉含丙氨酸。

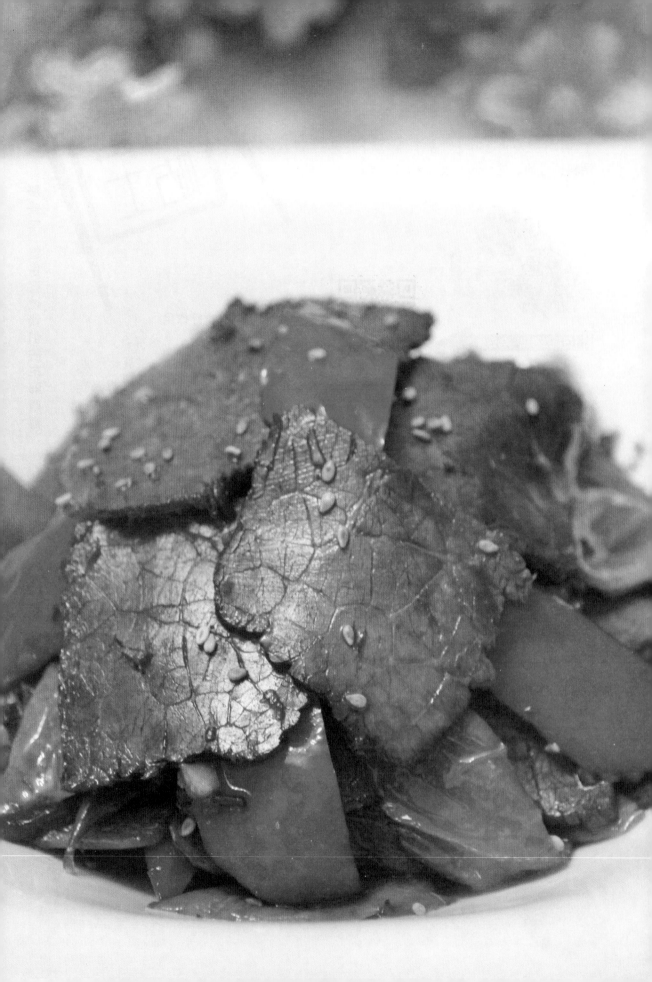

回锅牛肉

主料： 卤牛肉800克。

配料： 青椒、红椒、郫县豆瓣酱、生姜、洋葱、大蒜头各适量。

调料： 生抽、白糖适量。

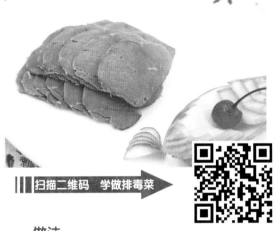

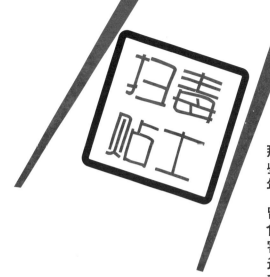

扫描二维码　学做排毒菜

做法

1. 把洋葱、青椒切块，姜蒜切末，卤牛肉切片。

2. 烧热炒锅，倒入植物油，油温八成热的时候，把郫县豆瓣酱放入翻炒。

3. 锅内放入姜末、蒜末翻炒再放入青、红椒一起翻炒30秒后将卤牛肉放进去一起翻炒。

4. 浇入两勺开水，翻炒30秒以后撒入生抽和白糖，稍微翻炒几下即可。

温馨提示

1. 切牛肉时要注意根据纹路横切，否则易散不成型。

2. 入锅翻炒要迅速，否则易散。

自制卤牛肉

1. 配料比例。黄牛肉5千克，红卤水5千克，精盐0.3千克，姜0.25千克，装有大小茴香、甘草、桂皮、山楂、丁香、沙姜、花椒等佐料的香料袋1个，花椒粉0.5克，酱油、料酒、姜、味精、香油、辣椒各适量。

2. 加工方法。选黄牛后腿肉片，除去浮皮，切成重约0.5千克的块状，即5千克肉切成10块，并将姜拍松拍碎。然后将切好的牛肉盛入瓷盆或陶盆中，放入精盐200克、花椒3.5克，搅拌均匀后腌渍一定时间（夏天约6小时，冬天约24小时），腌制过程中还应上下翻转2~3次。再将红卤水5千克、腌渍过的牛肉块和香料袋放入锅中，用旺火烧煮至滚开，撇去浮沫，调至中火，卤到七分烂时捞出牛肉，并使浮油不黏附在肉上晾凉，卤水留下，下次再用。横着肉纹，切成长4厘米、宽3厘米、厚0.5厘米的牛肉片，盛入盘内，加入味精，淋上芝麻油，撒上花椒粉、辣椒粉即可。

梁山好汉：小二，来一斤牛肉

《涉水牛肉，水有多深》一文中指出："目前市场上最为常见的劣质牛肉主要是注水牛肉和添加剂腌制牛肉，在高档食材销售中则存在以人造注脂牛排冒充天然雪花牛排贩售的欺客现象。在这其中，注水牛肉对健康的危害最大，这种牛肉通过人为注入水分，以此增加重量从而牟取利益。不法商户往往通过屠宰前强行给动物灌水，或者屠宰后向肉内注水等手段制成，注水肉非但存在商业上的欺诈行为，从食品安全角度来说，注过水的牛肉在操作过程中缺乏消毒程序且水质来源不明，易造成病原微生物的污染，这样不但使牛肉的营养成分遗失殆尽，而且还将产生大量细菌毒素，所以非但没有任何营养价值还导致了肉品加速腐败，从而给食用者的健康造成严重危害。"

"至于更为高端的牛排类食材，一些商家则采取了诸如注脂、用添加剂腌制等手段来以次充好，人为制作出雪花、西冷等高级食材。这类'仿冒牛排'虽然看上去鲜亮美观，乃至口感绵软，但其在操作过程中加入了各类化学添加剂来'提鲜''嫩化'生肉，即使制造出了高级牛排的外观和口感，却无法复制优质原切牛排的鲜香与多汁，更何况这些生产厂商甚至小作坊很多都没有 QS 认证，其中的化学添加剂并非食品专用以及超量添加的现象屡见不鲜。专家提醒消费者在选购进口牛肉时，要认准通过正规渠道进口、有国家海关检验检疫证明的产品，并且应在拥有生鲜销售资质的商家消费，从而确保吃得安心安全。"

注水超过 80% 的牛肉、没有牛肉的牛肉丸、仿冒牛排……牛肉问题层出不穷。2013 年 1 月 27 日央视《焦点访谈》报道了石家庄无极县注水牛肉事件，牛肉的价格是按照注不注水、注了多少水确定的，甚至连注多少水，就卖什么价位，都有了一套约定俗成的标准。更有甚者，往注水牛肉中添加胶粉、泡打粉、卤粉、内酯等，让肉质蓬松、水分凝固不流失，既增加牛肉的重量，又使得仪器检测不出有害成分。

在 500 多年前成书的《水浒传》中，牛肉是好汉们餐桌上的"必点菜肴"。而今，

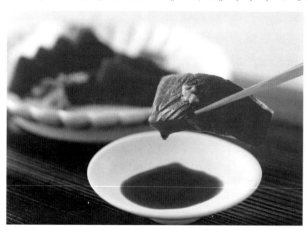

想吃到放心牛肉，难道真的要向天再借五百年？为了让百姓吃上"放心肉"，国家有关部门已经从动物检验检疫，到定点屠宰，再到工商部门的核查，及对牲畜屠宰、销售等环节，都作出了严格地把控。相信经过严格管理后，我们也可以像梁山好汉一样放心且豪爽地喊一声："小二，来一斤牛肉！"

如何识别注水牛肉

1.因注过水的牛肉会逐渐向外渗水，故商贩在经营过程中会经常用抹布擦拭，消费者在买牛肉前不妨先站在远处观察一番。

2. 注水的牛肉多呈鲜红色，且由于水的稀释而发白、发亮，表面光滑无褶。而未经注水的肉则呈暗红色，表面有皱纹。

3. 注水牛肉因充满水，所以摸起来弹性较差，肉松软没有黏性，挤压有水流出；而没有注水的则相反，有一定的弹性，且发黏。

4. 合格的牛肉肉质紧密，几乎看不到纹理，而注水牛肉却清晰可见粗粗的肉丝。而且，注水牛肉颜色较淡，有一种水样光泽。

5. 可以用卫生纸进行测试，注水牛肉5秒钟就能让卫生纸湿透，而合格牛肉上的纸巾只会留下少许油渍。

6. 注水后的牛肉很湿润，肌肉表面有水淋淋的亮光，大血管和小血管周围出现半透明的红色胶样浸湿，肌肉间结缔组织呈半透明红色胶冻状。横切面可见到淡红色的肌肉，如果是冻结后的牛肉，切面上能见到大小不等的结晶晶粒。

7. 刀切。注水牛肉用刀切开时，肌纤维间的水会顺刀口流出。如果是冻肉，刀切时可听到沙沙声，甚至有冰疙瘩落下。

8. 化冻。注水冻结后的牛肉，在化冻时，盆中化冻后水呈暗红色。而合格牛肉在化冻时，水较清。

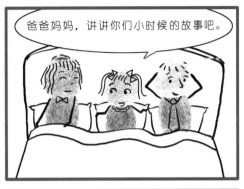

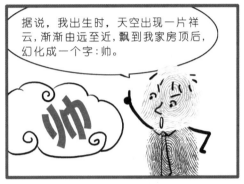

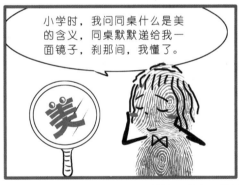

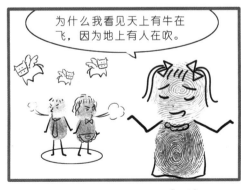

▲ 吹牛

那些年，曾伤害过我们的东邪西毒

牛肉

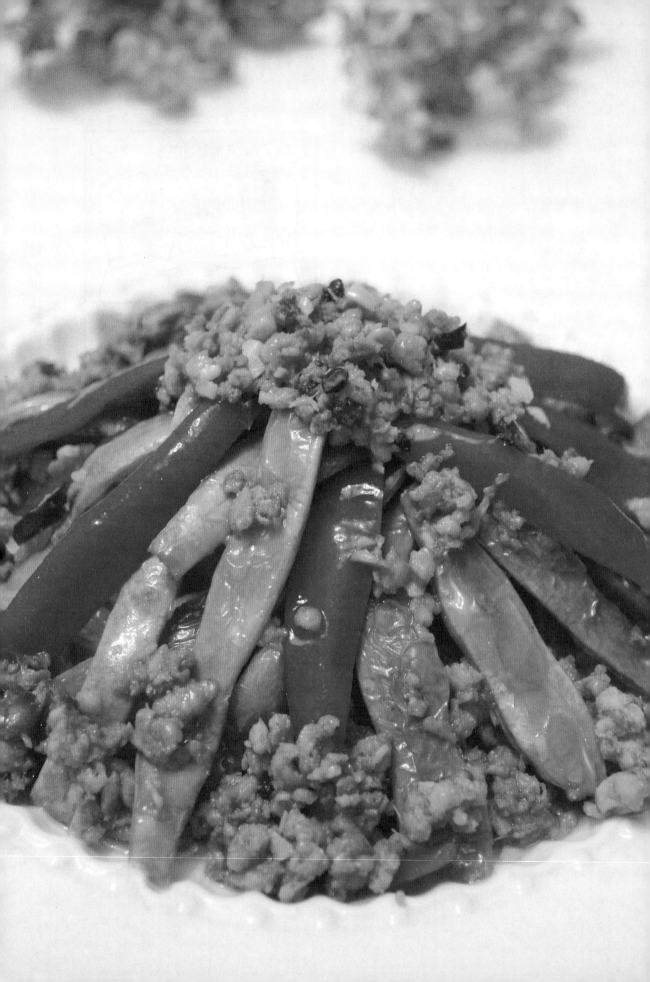

四、蔬　菜

干煸四季豆

主料：四季豆600克。

配料：肉末、红椒、尖椒、蒜末、姜末适量。

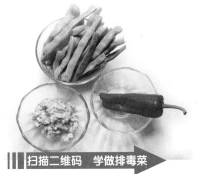

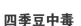
扫描二维码　学做排毒菜

做法

1. 将四季豆摘去老筋，洗净后完全沥干水分。

2. 将干辣椒剪成小段，生姜和大蒜切末。

3. 将猪肉剁成末后加料酒、酱油、生粉、少许生姜大蒜末腌制5分钟。

4. 起锅烧热油，以高火高温将四季豆炸至表皮起皱捞出（可适当撒几粒盐保持四季豆色泽）。

5. 锅内留底油，先将花椒投入炒制微黑时放干辣椒、生姜末、大蒜末炒香。

6. 将香料划到锅边，下入猪肉末炒出浸油。

7. 放入炸好的四季豆，加盐、白糖快速炒15~20秒，关火即可。

8. 起锅装盘。

温馨提示

四季豆食前应加以处理，可用沸水焯透或热油煸，直至变色熟透，方可安全食用，否则会发生中毒。

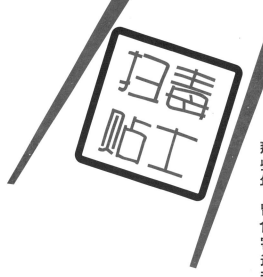

那些年，曾伤害过我们的东邪西毒

四季豆中毒

四季豆因地区不同又称为豆角、菜豆、梅豆角、芸扁豆等，是人们普遍爱吃的蔬菜。但因烹调方法不当，食用四季豆中毒的事件时有发生。四季豆中含有一种叫皂素的生物碱，这种物质对消化道黏膜有较强的刺激性，会引起胃肠道局部充血、肿胀及出血性炎症。此外，皂素还能破坏红细胞，引起溶血症状。皂素主要在四季豆的外皮内，只要加热至100℃以上，使四季豆彻底煮熟，就能破坏其毒性。四季豆中毒的潜伏期为数十分钟至数小时。中毒症状主要为胃肠炎表现，如恶心、呕吐、腹痛、腹泻、排无脓血的水样便。呕吐少则数次，多者可过10余次。多数中毒者有四肢麻木，胃烧灼感、心慌和背疼等感觉。此外还有头晕、头痛、胸闷、出冷汗和畏寒等神经系统症状。

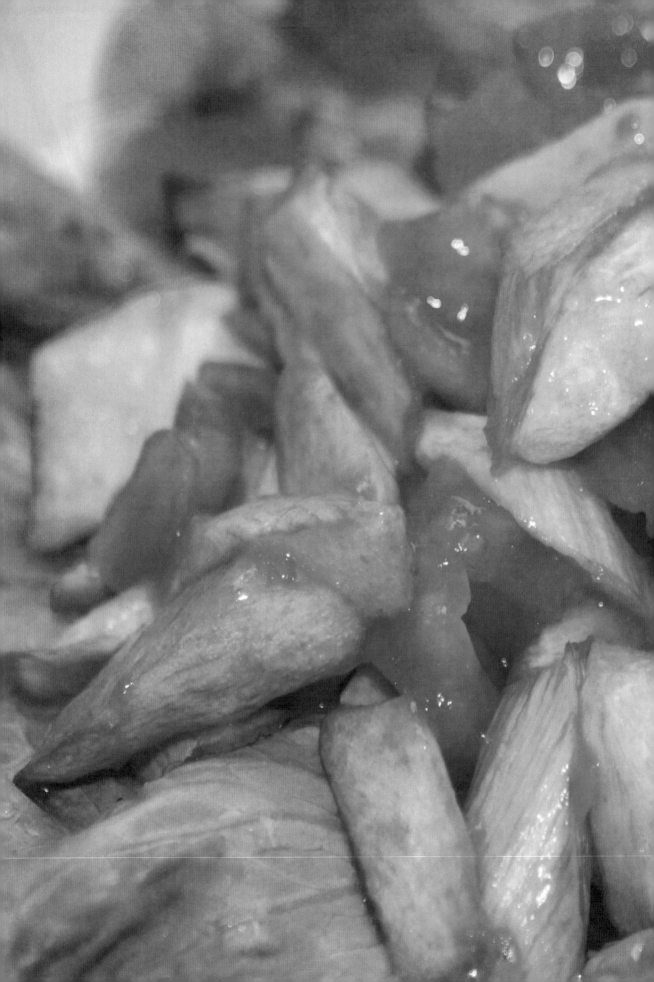

西红柿炒茭白

主料：茭白 500 克、西红柿 400 克。
调料：盐、料酒、白糖、水淀粉各适量。

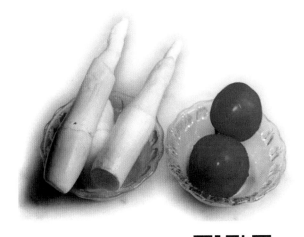

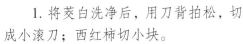

做法

1. 将茭白洗净后，用刀背拍松，切成小滚刀；西红柿切小块。

2. 锅内油烧热，下茭白炸至外层稍收缩、色呈浅黄色时捞起。

3. 锅内留少许油，倒入西红柿、茭白、清水、料酒、盐、白糖稍焖几分钟后，用水淀粉勾芡起锅装盘。

温馨提示

1. 茭白轻拍松是为了更好入味，走油时不可时间太长。

2. 此菜加入适量的蘑菇丁会更加美味。

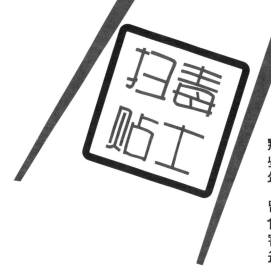

反季西红柿最好别生吃

我国无公害蔬菜标准实施已经有一定年头，确实没有禁用催红剂。因此喜欢生吃西红柿的市民一定要用水清洗，在反季节蔬菜包括反季节西红柿大量充斥菜场的今天，最好别生吃西红柿。

用于给西红柿催红催熟的催红剂一般就是乙烯利。而乙烯利是一种人工合成激素，规范使用确实不会损害人体健康，但如果不规范使用，甚至西红柿的皮都可能残留乙烯利，人吃了会中毒。

根据乙烯利的特点，乙烯利使用后有 3 天的安全间隔期，3 天后一般视为安全，但菜农如果在喷了乙烯利后，在两天内西红柿即采摘运到市场上市，乙烯利就可能残留，进入市民菜篮子，喜欢生吃西红柿的市民则可能吃到乙烯利。此外，不规范使用，也可能导致西红柿不成熟，不成熟的西红柿内最终营养成分尚未形成，此时西红柿内有毒的番茄碱含量最高，食用后对人体有害无益。

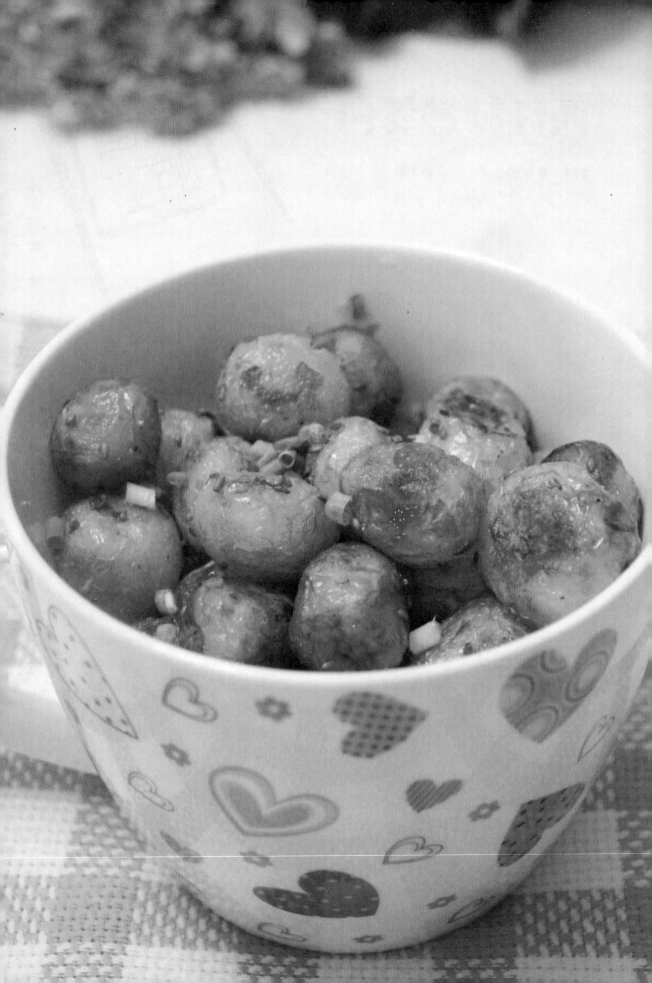

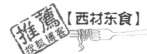

孜然土豆仔

主料： 土豆仔。

调料： 油、葱花、盐、孜然粉、花椒粉、辣椒粉、白砂糖适量。

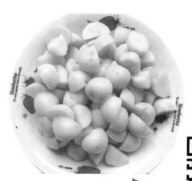

扫描二维码　学做排毒菜

做法

1. 小土豆不用去皮，洗干净备用。

2. 将小土豆放入加了适量盐和水的锅中煮到能用牙签轻轻扎透后捞起，沥干水分。

3. 锅内加入油，开火，将小土豆放入，慢慢翻转，煎到小土豆表面起了金黄的褶皱时，依次撒入盐、糖、辣椒粉、花椒粉、孜然粉，让小土豆均匀地沾上各种调料。

4. 略翻炒2~3分钟，再撒上粗孜然和葱花，起锅即可食用。

温馨提示

小土豆煸至焦香最好吃，但要注意掌握火候，不可煸糊了。

那些年，曾伤害过我们的东邪西毒

不吃发青或发芽的土豆

因为发芽的土豆会产生一种叫茄碱的毒素。不发芽的土豆每100克中只含10毫克茄碱，而发芽后可增加50倍或更多。吃少量茄碱对人体不一定有明显的害处，但是如果一次吃进约合200毫克茄碱，经过15分钟至3小时就可发病。最先出现的症状是口腔及咽喉部瘙痒，上腹部疼痛，并有恶心、呕吐、腹泻等症状，症状轻的，经过1~2小时可以通过自身的解毒功能而自愈，如果吃进300～400毫克或更多的茄碱，则症状会非常重，表现为体温升高和反复呕吐以致失水，接着瞳孔放大、怕光、耳鸣、抽搐、呼吸困难、血压下降，极少数人可因呼吸麻痹而死亡。

土豆的食疗作用

1. 常吃土豆能祛斑、减肥、抗衰老、改善精神状态。

2. 土豆对眼周皮肤也有显著的美颜效果。将熟土豆切片，贴在眼睛上，能减轻下眼袋的浮肿。把土豆切成片敷在脸上，具有美容护肤、减少皱纹的良好效果。

反季蔬菜安全吗

很多人觉得现在的蔬菜不如以前的好吃，有些人坚持不买反季节蔬菜。因为时令蔬菜都是在最适合的生态环境下生长出来的，而反时令季节种植蔬菜，因为气候、温度、湿度等不适合蔬菜生长，往往需要施以较多的农药及化肥，蔬菜才会在隆冬时节伸枝展叶，开花结果，有的甚至还需要使用生长激素催熟。

反季节蔬菜从来源上可以分为三类：一类是从南方运送而来的，如云南、海南出产的辣椒、番茄；第二类是从冷库里调运出来的，如蒜薹；第三类是大棚蔬菜。

冬天想要吃上夏天的西瓜、番茄、黄瓜，就必须在严寒的冬天给蔬菜搭建一个温暖的塑料薄膜蔬菜大棚，让它们在最接近自然的生态环境中顺利生长。在蔬菜大棚里，我们能见识人类战胜自然的力量：没有阳光、雨水，这里也能温暖而湿润；没有白天、黑夜，光照也能够被控制；不需要土壤，也能为蔬菜提供充足的养分；不需要蜜蜂和蝴蝶，授粉可以用机器来完成；不需要漫长的等待，植物激素短时间内就能使蔬菜生长成熟、开花结果。

植物激素被蔬菜果农们广泛运用，其作用神奇无比，它可以使芹菜一夜疯长 30 厘米，能让南方的还未成熟时摘下的香蕉等运到北方后根据需要再被催熟。植物激素的运用虽然丰富了我们的菜篮子，但却让人们越来越觉得餐桌没有安全感。

大家都希望能吃到无污染、味道好、价钱便宜、品种多样的蔬菜，为了满足这些需求，就要培育出更好吃的反季节蔬果，于是为了抵御病虫害、帮助蔬果远距离运输，植物激素、转基因等生物技术就会被大量应用，如此一来，反季节蔬菜的安全性让老百姓纠结，使得百姓陷入"吃"还是"不吃"的两难境地。

不管怎样，反季节蔬菜还是将我们的餐桌装点得缤纷多彩，可以调理一下人们单调的胃口，让人多吃两碗饭。当然，我们也希望其中不会有农药、激素的风险。专家指出，植物激素在正常使用情况下，它进入蔬菜体内会随着植物新陈代谢的进行逐渐被降解，药效慢慢消失，在蔬菜体内的残留量很低，即使有微量的残留，在煎炒烹炸的过程中也会被破坏。所以，只要生产者能自律自省，监督机构能把好安全关，餐桌上的反季节蔬果的安全性是会得到保障的。

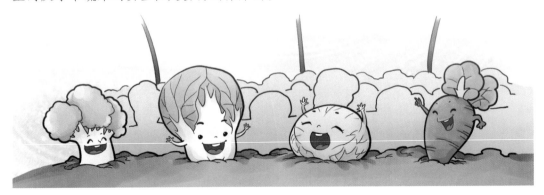

如何挑选蔬菜

一看颜色。蔬菜品种繁多，营养价值各有千秋。总体上可以按照颜色分为两大类：深绿色叶菜，如菠菜、苋菜等，这些蔬菜富含胡萝卜素、维生素 C、维生素 B_2 和多种矿物质；浅色蔬菜，如大白菜、生菜等，这些蔬菜有的富含维生素 C，但胡萝卜素和矿物质的含量较低。

有的蔬菜颜色不正常，要提高注意，如菜叶失去平常的绿色而呈墨绿色，毛豆碧绿异常等，它们在采收前可能喷洒或浸泡过甲胺磷农药，不宜选购。

二看形状。形状正常的蔬菜，一般是常规栽培、未用激素等化学品处理过的，可以放心地食用。"异常"蔬菜则可能用激素处理过，如韭菜，当它的叶子特别宽大肥厚，比一般宽叶韭菜还要宽 1 倍时，就可能在栽培过程中用过激素。未用过激素的韭菜叶较窄，吃时香味浓郁。

三看鲜度。许多消费者认为，蔬菜叶子虫洞较多，表明没打过药，吃这种菜安全。其实，这是靠不住的。通过市场上蔬菜抽检后发现，硝酸盐含量由强到弱的排列是：根菜类、薯芋类、绿叶菜类、白菜类、葱蒜类、豆类、瓜类、茄果类、食用菌类。其规律是蔬菜的根、茎、叶的污染程度远远高于花、果、种子。这个规律可以指导我们正确消费蔬菜，尽可能多吃些瓜、果、豆和食用菌，如黄瓜、番茄、毛豆、香菇等。

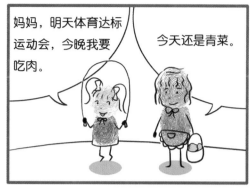

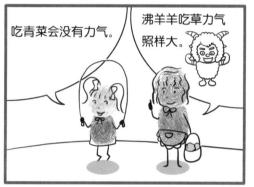

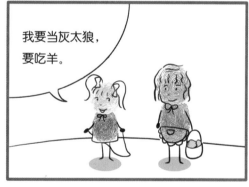

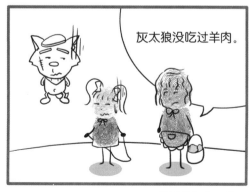

▲ 我要吃肉

那些年，曾伤害过我们的东邪西毒

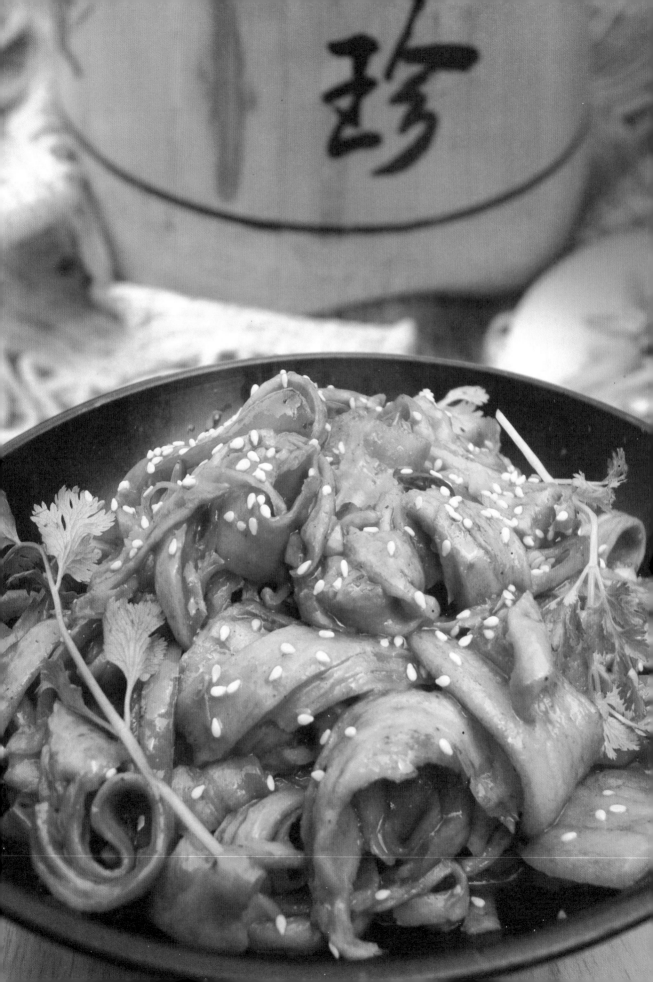

五、豆 制 品

干锅面筋

主料：面筋。

配料：五花肉、洋葱、熟白芝麻。

调料：蚝油、料酒、生抽、老抽、白糖。

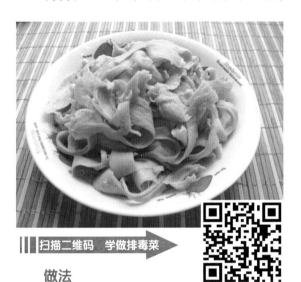

扫描二维码 学做排毒菜

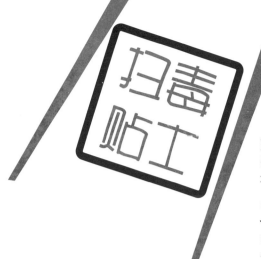

扫毒贴士

那些年，曾伤害过我们的东邪西毒

做法

1. 将面筋撕成条状；五花肉切片待用；洋葱切丝待用。

2. 锅内烧油，将五花肉倒入其中，煸炒至透明，加入少量料酒。

3. 洋葱煸炒后加入面筋。

4. 锅内加入蚝油、生抽、老抽，烧至入味，最后加入少许白糖提味，撒上熟白芝麻起锅。

温馨提示

面筋需和荤菜一起搭配，味道更为鲜美。

面筋不宜多吃

面筋热量很高，不可过量多食。100克油炸面筋的热量和同等分量的五花肉不相上下，其中所含油脂的主要成分是高级脂肪酸甘油酯，它在高温下会水解产生一种具有刺激性气味的有毒物质——丙烯醛。因此，面筋吃多了，其中所含的微量丙烯醛就会在人体内积累，对健康造成危害。同时，吃面筋还会使胃的蠕动减弱，容易造成消化不良。

面筋的制作

1. 面筋一直是我国素菜中的经典食材，这在名著《红楼梦》里多有记载。面筋是一种植物性蛋白质，含有麦胶蛋白质和麦谷蛋白质等。将面粉加入适量水、少许食盐，搅匀上劲，形成面团，稍后用清水反复搓洗，把面团中的活粉和其他杂质全部洗掉，剩下的即是面筋。面筋有和中益气、解热、止烦渴的功效。尤适宜体虚劳倦、内热烦渴时食用。

2. 在炎热的夏季，要预防面筋变酸，应放冰箱内保存。

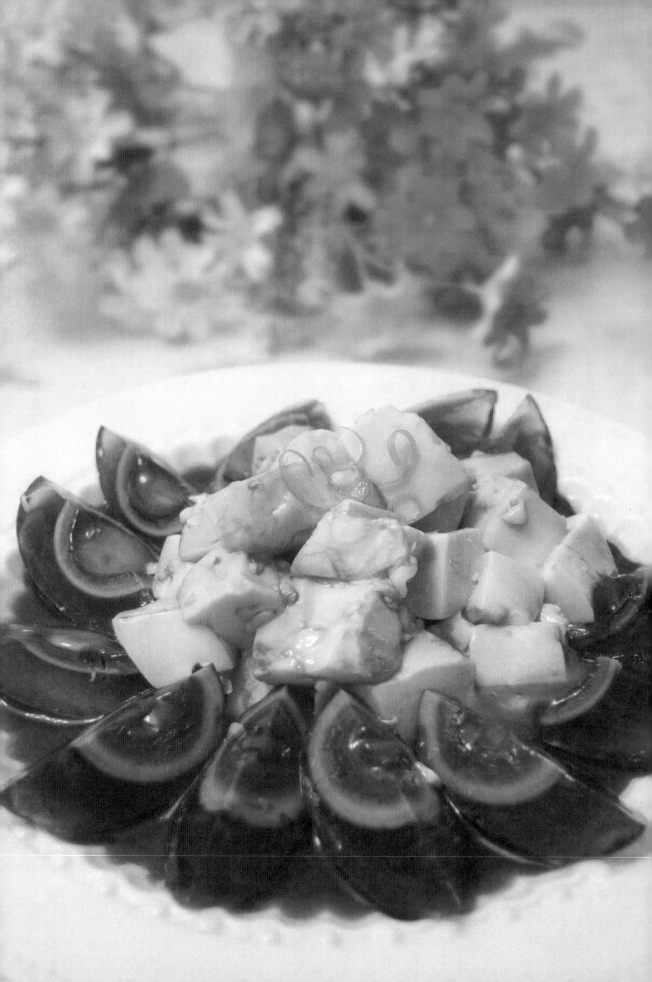

皮蛋拌豆腐

主料：内酯豆腐、皮蛋。

调料：蒜末、香醋、生抽、白砂糖、香油各适量。

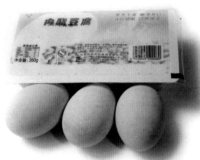

||| 扫描二维码　学做排毒菜 →

做法

1. 准备营养豆腐一盒，糖心皮蛋3个。

2. 将内酯豆腐切成块备用。

3. 将皮蛋剥壳备用。

4. 将皮蛋切块装盘。

5. 将适量香醋、生抽、白砂糖、香油调匀成为调味料,用调味料将内酯豆腐拌匀装盘,多余的调味料淋在皮蛋上即可。

温馨提示

1. 内酯豆腐很嫩,拌的时候一定要小心、轻柔。

2. 皮蛋要用糖心的口感较好。

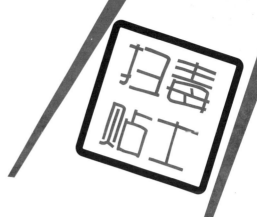

过多食用豆腐的坏处

豆腐及其制品的蛋白质含量比大豆高，含有人体必需的 8 种氨基酸，且其比例接近人体需要，营养效价较高，但过多食用豆腐，会引发 3 个健康问题。

1. 过多食豆腐会导致碘缺乏。大豆中含有皂角苷，能预防动脉粥样硬化，促进人体内碘的排泄。长期过量食用豆腐很容易引起碘缺乏，导致碘缺乏病。

2. 过多食豆腐引起消化不良。豆腐中所含蛋白质，一次食用过多会阻碍人体对铁的吸收，易引起蛋白质消化不良，出现腹胀、腹泻等不适症状。

3. 过多食豆腐促使肾功能衰退。人到老年，肾脏排泄废物的能力下降，若大量食用豆腐，会使体内生成的含氮废物增多，加重肾脏的负担，使肾功能进一步衰退，不利于身体健康。

适用人群

豆腐是老人、孕、产妇的理想食品，也是儿童生长发育的重要食物；豆腐也对更年期、病后调养，肥胖、皮肤粗糙很有好处；脑力工作者、经常加夜班者也非常适合食用。豆腐消化慢，小儿消化不良者不宜多食；豆腐含嘌呤较多，痛风病人及血尿酸浓度增高的患者慎食。

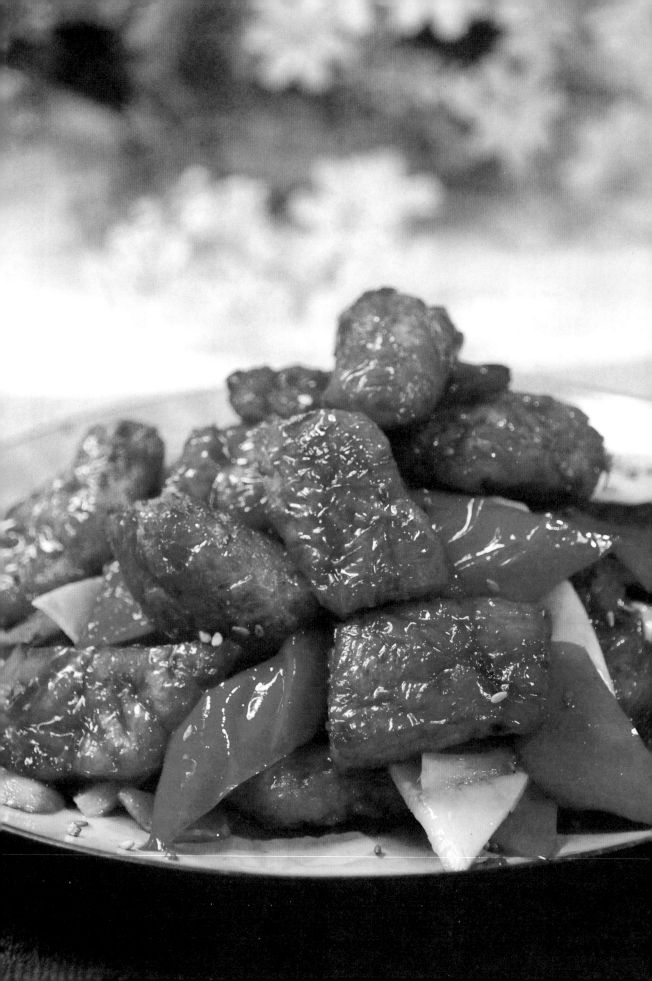

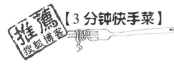

爆炒素鱼

主料： 素鱼 200 克。

调料： 冬笋、青椒、红椒、蒜头、白糖各适量。

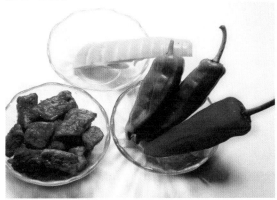

扫描二维码　学做排毒菜

做法

1. 将冬笋、青椒、红椒切成菱形块备用。

2. 锅中放油，将蒜片爆炒。

3. 依次下入青椒、红椒和笋片爆炒。

4. 再下入素鱼爆炒，适当点水。

5. 加少量生抽、白糖翻炒均匀后起锅装盘。

6. 撒上少许白芝麻即可。

温馨提示

这道菜的做法非常简单、快捷，零厨艺的人也只要 3 分钟即可搞定，非常适用于快节奏且追求营养的都市人。

吃素食要注意均衡营养

素鱼、素虾、素鸡、素鸭等都是素食，仿荤的东西基本都是将豆制品进行了不同的处理之后做成的。随着人们健康意识的高涨，提倡素食的人越来越多了，尽管素食的好处极多，但长期只吃素食即不营养又不健康，因此素食者最好适量补充复合营养素，特别铁、锌、维生素 B_{12} 和维生素 D 等，以预防可能发生的营养缺乏问题。

素鱼的营养

素鱼也称白鱼，实为豆制品制成。素鱼以素仿荤，口感与味道与原肉难以分辨，风味独特，也可做成鱼形、虾形等其他形状。李白《冬日归旧山》诗中曰："拂妳苍鼠走，倒篓素鱼惊。"可见此菜的历史之悠久了。

1. 素鱼中含有丰富蛋白质，含有人体必需的 8 种氨基酸，营养价值较高。

2. 素鱼含有卵磷脂，可防止血管硬化，预防心血管疾病，保护心脏。

3. 素鱼含有多种矿物质，补充钙质，防止因缺钙引起的骨质疏松，促进骨骼发育，对小儿、老人

找块豆腐，一头撞死

"刘安做豆腐——因错而成"，这是淮南民间流传的一句歇后语，这句话也形象地说明了豆腐的起源。豆腐，是中华美食的重大发明，其发明者就是汉高祖刘邦的孙子刘安。

汉朝刘安热衷于炼长生不老丹药。炼丹是不应该将石膏或卤水滴到豆汁里的，可是刘安在炼丹的时候，不小心将石膏水滴到豆汁里了，这一滴就成了豆腐。刘安炼丹炼成了豆腐，阴差阳错地发明了豆腐，无意中为我们创造了一道美食。刘安虽然没有因为炼丹而长生不老，但是因发明了豆腐而万世流芳。要是没有豆腐，中国餐桌上不知要少了多少美味佳肴！曾有人把豆腐称为中国国菜，这说明了豆腐在中国人心目中的分量。

现在做什么生意稳赚不赔？网络戏称，还是做豆腐最安全！做硬了是豆腐干，做稀了是豆腐脑，做薄了是豆腐皮，做没了是豆浆，放臭了是臭豆腐！

豆腐作坊越来越多，可如今很多人在回忆起以前味道鲜美的大豆腐、豆腐脑，香甜可口的豆浆，韧劲十足的豆皮、干豆腐时，不免感叹道：如今的豆制品没以前的好吃了！这到底是怎么回事呢？原来豆制品的加工要经过浸泡、研磨、熬制、凝固等环节，为了以最少的成本获取最大的利润，一些不良商贩就会在制作过程的某些环节上使用非法添加剂，这样可以多出产品，为此导致豆制品的组成成分发生改变，口感、味道就自然不如从前了。

豆制品产业是道德产业，产品即人品。商家如果一味地只顾追求高额利润，忽悠老百姓，终有一天会被一块豆腐给撞死。

豆制品为何没有以前好吃

豆腐、豆腐脑没以前好吃：添加大量内酯

很多商贩卖的豆腐脑看上去凝固、油亮，就是加入了大量内酯所致。内酯一般对人体无害，但使用内酯多了，使用黄豆的量自然就少了。这样一来，豆腐和豆腐脑的口感、营养自然就降低了。

真正的豆腐脑成本很高，所以要贵一些。而那些加了大量内酯的豆腐脑，因为成本降低了，所以就会很便宜。一般 0.5 千克黄豆，不加内酯只能做 1 千克左右豆腐脑，而加了内酯以后可以做 1.5 千克以上豆腐脑，豆腐就更不用说了，0.5 千克黄豆加了内酯以后可以做出 5 千克左右的豆腐。

豆浆没以前好喝：

兑水、加糖精

做豆浆有专门的磨浆机。将水和浸泡得已经膨胀的黄豆混合后，倒入磨浆机，磨制后进行浆渣分离。这样磨出来的豆浆是乳黄色的，浓度非常高。50千克黄豆也就能磨出100千克左右的豆浆。

这样的豆浆，就连做豆浆的人都很少喝。因为这种豆浆每杯的成本要接近1元钱，而市场那些豆浆多加入了大量的水。一般按照10倍量添加，这样一来，一杯豆浆的黄豆成本也就1角钱左右。为了让这样的豆浆有足够的甜味，还要加糖，如加白糖，每杯的成本还要增加5分至1角。如果加入糖精，就用不了那么多钱，利润自然还要高些。

豆皮没有以前好吃：

掺了太多生粉

豆皮是豆腐的精华。豆皮被揭掉后，做出的豆腐就要损失1/3的营养。现在市场出售的部分豆皮都"动了手脚"。那些豆皮原料基本都是生粉（淀粉），只加入了很少的黄豆，所以说做出来的豆皮不是那么好吃。

干豆腐没有以前好吃：

掺了玉米粉

一些做干豆腐的豆腐坊，为了降低成本，多会在干豆腐的制作过程中加入玉米粉等。一般50千克黄豆至少可掺5千克玉米粉。采用这种方法制成的干豆腐色泽金黄，且易于保存，最长可保持1周不变质。但这种干豆腐的表面粗糙，弹性差。干豆腐的折断面呈不规则的锯齿状，营养也降低了许多。

（转自2011年08月18日《江城晚报》"豆制品掺料 成本低了味道变了"，作者：慕野）

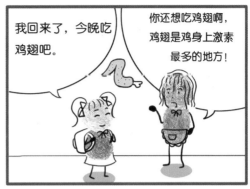

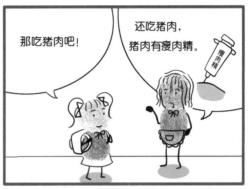

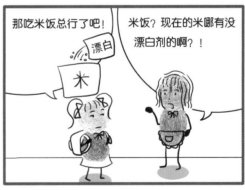

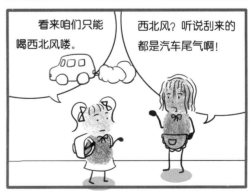

▲ 吃什么

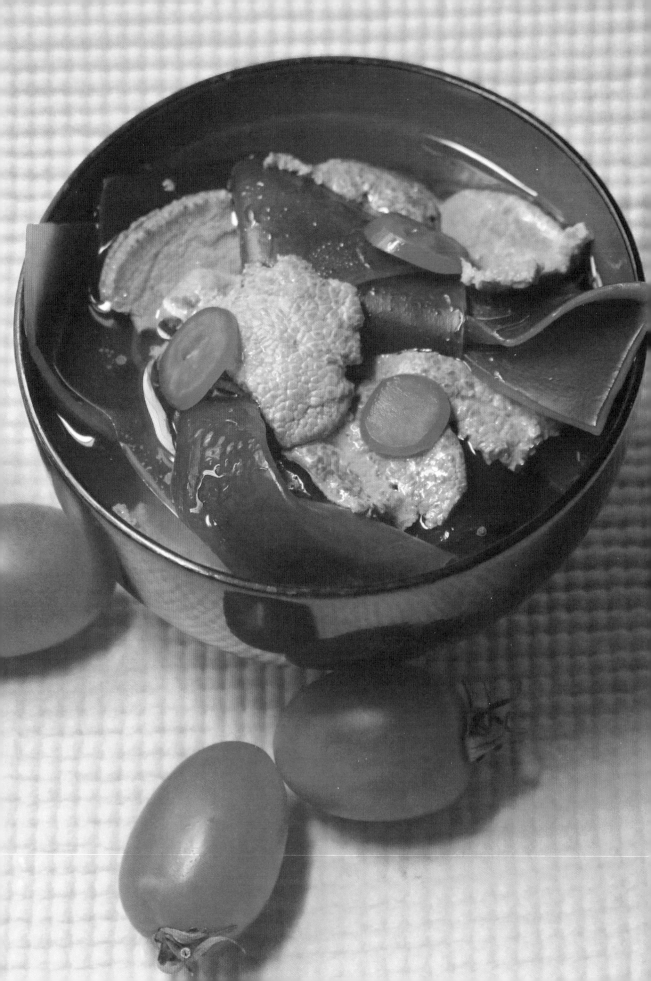

六、水 发 品

扫毒菜谱

海带猪肝汤

主料：猪肝 300 克、海带结 150 克。
调料：盐、料酒、水淀粉少许，香油 2 克。

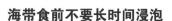 扫描二维码　学做排毒菜 ➡

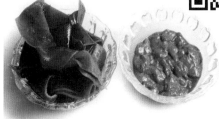

做法

1. 将猪肝洗净，切片，给少许盐、料酒、水淀粉码味备用；海带结洗净。

2. 炒锅上火倒入水，加入海带结，煮开后倒入猪肝，调入少许盐，煲至熟，淋入香油即可。

海带选购

质厚实、形状宽长、身干燥、色浓黑褐或深绿、边缘无碎裂或黄化现象的，才是优质海带。

温馨提示

富含维生素 B_1、维生素 B_2、维生素 C 及胡萝卜素的海带对眼睛有保护作用，对美发也大有裨益。

海带食前不要长时间浸泡

水中生物特别是海洋生物，对砷有较强的富集能力，一般海鱼含砷 1.1 毫克/千克，龙虾含砷 70 毫克/千克，海带含砷 35~40 毫克/千克。当然，不同海域其污染程度不一，海产品的砷含量也有差别。

单质砷没有毒性，砷的化合物如氧化物、盐类及有机化合物均有毒性。砷是机体的微量元素，在人体细胞代谢中起一定作用，但长期超量摄入可致慢性中毒。

因此在食用海带时，一定要洗干净，海带经水浸泡以后，砷和砷的化合物溶解在水中，含砷量会大大减少。浸泡时水要多些，换一两次水。

至于浸泡时间，也不好说得很绝对，这与海带质地和含砷量有很大关系，海带比较嫩、含砷量少的浸泡时间不能太长。如果海带质地硬的、含砷多的，浸泡时间可相对较长。但由于含砷量的多少难以用肉眼鉴别，因此，一般浸泡 6 小时左右就行了，因为浸泡时间过长，海带中的营养物质，如水溶性维生素、无机盐等也会溶解于水，营养价值就会降低。

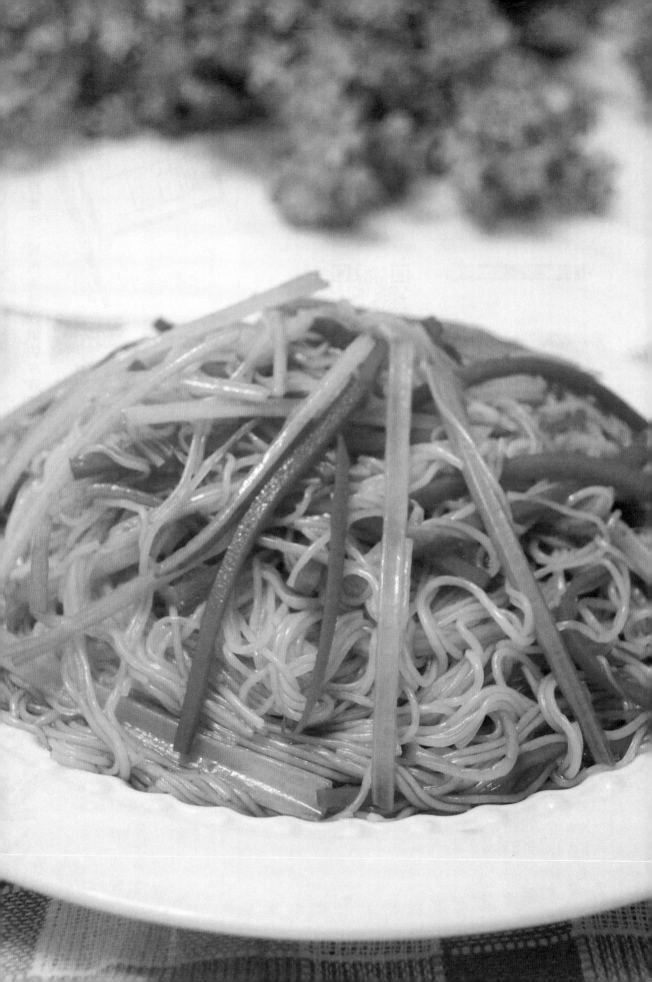

凉拌粉丝

主料： 粉丝2捆。

配料： 胡萝卜1根、香芹少量。

调料： 红油、大蒜、生抽、米醋、白糖、香油、红油各适量。

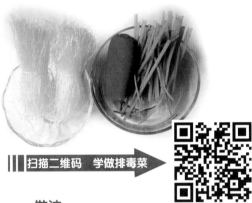

▌▌▌扫描二维码　学做排毒菜 ➜

做法

1. 粉丝洗净，入沸水锅中焯熟泡软捞出过凉沥干水分。

2. 胡萝卜、香芹切成丝，越细越好。

3. 锅中放水，水开后将胡萝卜和香芹先后入锅里焯一下捞出，过凉沥干水分。

4. 用大蒜泥、白糖和米醋调成汁。

5. 把粉丝、胡萝卜丝和香芹丝装在大碗里，加入调好的汁，拌均匀。

6. 加入香油和红油拌均匀就好了。

温馨提示

选购粉丝要注意，颜色不要太亮，也不要太白；不能久煮不烂；取少量粉丝用打火机烧一下，然后用手捻一下，感觉很酥的表明粉丝的质量较好。

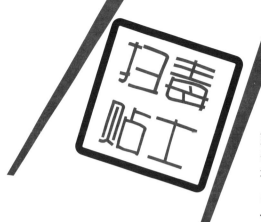

粉丝不宜多吃

粉丝在制作的过程中，加入了十二水硫酸铝钾，过量的摄入铝离子会使人痴呆。因此，"凉拌粉丝"虽是盛夏开胃解暑的一道佳肴，却不可多吃。食用粉丝后，不要再食油炸的松脆食品，如油条之类。因为油炸食品中含有的铝也很多，一起食用会使铝的摄入量大大超过每日允许的摄入量。根据科学测试，每人每日允许摄入的铝量为每千克体重1毫克。

检验粉丝质量的四步法

即一查二看三捏四煮。

第一步：查。查看粉丝是否出自正规的厂家，是否有QS标志。同时要注意查看粉丝的生产日期和保质期。

第二步：看。对比粉丝的白度和亮度，优质粉丝的白度和亮度适中，粉丝呈透明或半透明。太白则有可能是加入了漂白剂。

第三步：捏。用手轻捏整袋粉丝，优质粉丝，柔韧有弹性；如果粉丝酥脆，有断条，说明质量不好。

第四步：煮。将粉丝在沸水中煮40分钟，粉丝如果不断条，则证明为品质好的粉丝。

水发产品，你吃得安全吗

2013 年春节，央视曝光了违法使用双氧水等添加剂的问题鱼翅事件，一时间舆论哗然，大家对水发产品的安全性很是担忧。以前国家规定食品级双氧水是可以使用的，但从 2011 年 6 月 20 日起，新的《食品添加剂使用标准》实施后，已明文规定双氧水不能作为食品添加剂使用。

水发产品是以各种干制、冷冻或新鲜的动植物食品为原料，以水发为主要工艺制成的一类食品。主要分为水发水产品（如鱿鱼、海参等）、水发肉类产品（如牛百叶、肉皮等）和其他水发产品（如鸭肠、木耳等）三种。由于水发产品经济易得，非常受人喜爱。但一些不法商贩由于利益驱动，在水发产品中加入违规化学制剂，这样做，既损失食材的营养，又破坏了水发产品原有的风味，长期食用还会对人体健康造成伤害。

由于水发产品的正常发制方法需要的时间长，往往发制不充足，分量轻。如果用烧碱、甲醛等化学制剂发制产品，不但发得快、发得透，而且体积大、分量重，但营养受到损失，化学制剂的残留物也会对身体有害。所以吃火锅应尽量少点水发产品，在饭店点菜时也最好点食新鲜食材制作的菜肴。

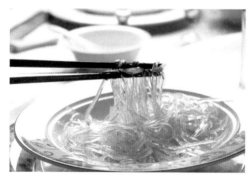

从市场上买回来的水发产品，如果觉得不放心，应浸泡足够时间，反复漂洗，并多次挤压，将间隙里面原有的水分挤出来，这样能够将有害物质残留量降至安全标准之内。当然，最安全的方法是买干品回来自己动手发制，诀窍就是开始水发时可用一点点小苏打，然后用水浸发约 12~20 小时，6 小时左右换一次水。

如何识别有毒水发食品

过氧化氢溶液，俗称双氧水，添加入食品中可分解出氧，起漂白、防腐和除臭等作用。但过氧化氢具有致癌性，特别是消化道癌症。

少数食品加工单位将发霉水产干品用双氧水浸泡处理后重新出售；也有少数肉类加工单位为消除非正常死亡鸡、鸭、猪表面的发黑、淤血和霉斑，用高浓度双氧水漂白，再添加人工色素或亚硝酸盐发色出售。消费者在购买水发食品时，应到证照齐全的食品生产经营单位或市场采购，并索取购物凭证。

水发产品主要分为水发水产品（如鱿鱼、海参等）、水发肉类产品（如牛百叶、肉皮等）和其他水发产品（如鸭肠、木耳等）三种。加工过程卫生、规范的水发产品味道鲜美，口感松软，易于消化。社会上有不法之徒利用甲醛作为加工助剂，识别含甲醛水发产品的方法如下。

● 看：使用甲醛泡发的产品，外观虽然鲜亮悦目，但色泽偏红。

● 闻：有一股刺激性的异味，掩盖了食品固有的气味。

● 摸：甲醛浸泡过的产品特别是海参，触摸起来手感较硬，而且质地较脆，手捏易碎。

● 尝：吃在嘴里会感到生涩，缺少鲜味。

凭以上方法并不能完全鉴别出水产品是否使用了甲醛。若甲醛用量较少，或者已将产品加工成熟，加入了调味料，就很难辨别。

有一种简单的化学方法可以鉴别：将品红硫酸溶液滴入水发食品的溶液中，如果溶液呈现蓝紫色，即可确认浸泡液中含有甲醛。

虽然部分水产品存在一定量的甲醛残留，但甲醛是一种易溶于水的物质，在水发过程中其残留量会发生变化，总体是不断下降的，经过足量的清水冲洗和浸泡，原料中残留的甲醛完全可以降低到安全标准值以下。

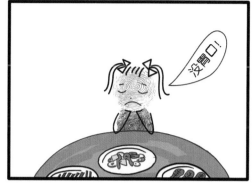

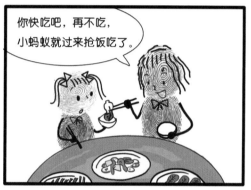

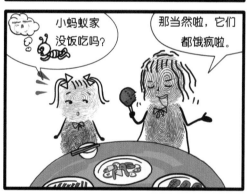

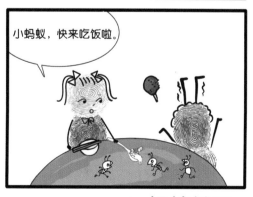

▲ 蚂蚁饿了

七、添 加 剂

常用食品添加剂

许多消费者一提起食品添加剂，往往产生反感。生产者为迎合消费者在产品上加贴"不含食品添加剂"标志，其实这些都是对食品添加剂的一种错误认识。

科学、合理、合法地使用合格的食品添加剂是食品科学的进步，但要反对滥用、错用和违法使用食品添加剂。事实上许多添加剂的使用正是为了用最节能、最节省资源的方法防止食物变质和产生影响健康的毒素。保证食品添加剂安全使用是不能超过规定的每天允许摄入量；在食品生产中只要按国家标准添加食品添加剂，消费者就可以放心食用。

我国《食品添加剂使用标准》和卫生部公告允许使用的食品添加剂分为 23 类，共 2400 多种，制定了国家或行业质量标准的有 364 种。主要有酸度调节剂、抗结剂、消泡剂、抗氧化剂、漂白剂、膨松剂、胶基糖果中基础剂物质、着色剂、护色剂、乳化剂、酶制剂、增味剂、面粉处理剂、被膜剂、水分保持剂、营养强化剂、防腐剂、稳定剂和凝固剂、甜味剂、增稠剂、食品用香料、食品工业用加工助剂、其他等 23 类。现主要介绍以下几种常用食品添加剂。

1. **防腐剂** 常用的有苯甲酸钠、山梨酸钾、二氧化硫、乳酸等。用于

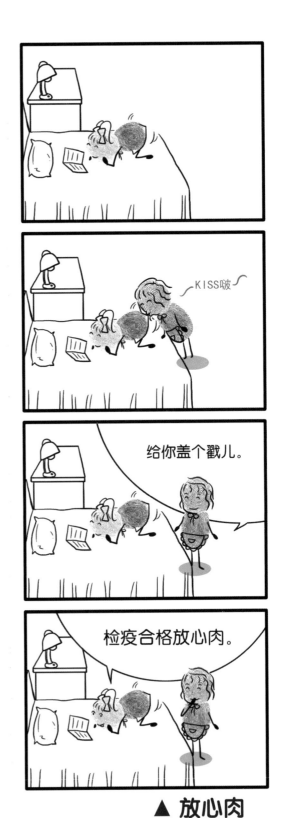

▲ 放心肉

果酱、蜜饯等的食品加工中。

2. **抗氧化剂** 与防腐剂类似，可以延长食品的保质期。常用的有维生素 C、异维生素C等。

3. **着色剂** 常用的合成色素有胭脂红、苋菜红、柠檬黄、靛蓝等。它可改变食品的外观，使其增强食欲。

4. **增稠剂和稳定剂** 可以改善或稳定冷饮食品的物理性状，使食品外观润滑细腻。它们使冰激淋等冷冻食品长期保持柔软、疏松的组织结构。

5. **膨松剂** 部分糖果和巧克力中添加膨松剂，可促使糖体产生二氧化碳，从而起到膨松的作用。常用的膨松剂有碳酸氢钠、碳酸氢铵、复合膨松剂等。

6. **甜味剂** 常用的人工合成的甜味剂有糖精钠、甜蜜素等。目的是增加甜味感。

7. **酸味剂** 部分饮料、糖果等常采用酸味剂来调节和改善香味效果。常用柠檬酸、酒石酸、苹果酸、乳酸等。

8. **增白剂** 过氧化苯甲酰是面粉增白剂的主要成分。过氧化苯甲酰在欧盟等发达国家已被禁止作为食品添加剂使用。我国在2011年5月也禁止了过氧化苯甲酰作为增白剂。

9. **香料** 香料有合成的，也有天然的，香型很多。各种口味的巧克力，生产过程中广泛使用了各种香料，使其具有各种独特的风味。

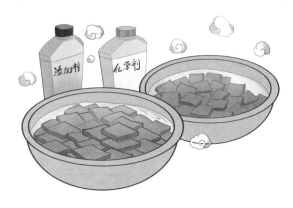

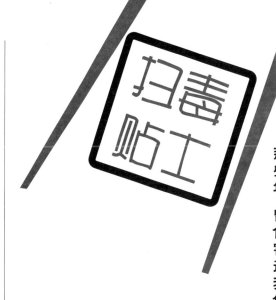

食品添加剂的的主要作用

合理使用食品添加剂可以防止食品腐败变质，保持或增强食品的营养，改善或丰富食物的色、香、味等。实际上，不使用防腐剂具有更大的危险性，这是因为变质的食物往往会引起食物中毒的疾病。另外，防腐剂除了能防止食品变质外，还可以杀灭曲霉素菌等产毒微生物，这无疑是有益于人体健康的。

非法使用化学物质冒充食品添加剂

近年曝光的多起食品安全事件中，很多都与食品添加剂无关，而是与食品中添加非食用物质有关。几起轰动效应很大的食品安全事件，如苏丹红鸭蛋、瘦肉精、三聚氰胺奶粉等，都因涉及非法使用化学物质冒充食品添加剂而东窗事发。

禁用食品添加剂黑名单

1. **苏丹红（禁用）** 是一种化学染色剂。包括苏丹红1号、苏丹红2号、苏丹红3号、苏丹红4号等几种。不法商贩主要将其用于辣椒粉等辣椒产品（食品）及其他需着色食品中染色、着色、增色、保色，或喂养鸭禽、炮制红心蛋等。

2. **吊白块（禁用）** 工业化学名称为次硫酸氢钠甲醛、甲醛合次硫酸氢钠，俗称吊白块，又称雕白块，是一种工业用漂白剂。不法商贩主要将其用于米面制品、粉丝、豆腐皮、腐竹、红糖、冰糖、荷粉、竹笋、银耳、牛百叶、血豆腐、海产品等食品中增白、增色、保鲜，增加口感、防腐，使食品外观颜色亮丽，延长食品保质时间和增加韧性，使食品久煮不糊，吃起来爽口。

3. **工业用甲醛（禁用）** 俗称福尔马林，是一种工业漂白剂。甲醛为无色气体，易溶于水、具有强烈的刺激性气味。不法商贩主要将其用于海参、鱿鱼等干水产品、水产品、水发海产品及粉丝、腐竹、面条、啤酒、卤泡、腌泡食品、血制品等食品中，加强杀菌、防腐、增白、泡白漂白、凝固、定型，改善外观和质地。

4. **硼砂（禁用）** 工业化学名称为硼醋钠，毒性较高，是一种毒化工原料。不法商贩将其用于面条、饺子皮、粽子、糕点、凉粉、凉皮、肉制品、腐竹等食品中增筋、强筋、增弹、酥松、鲜嫩、改善口感。

5. **连二亚硫酸钠（禁用）** 是一种工业强漂白剂，主要用于印染的还原剂和丝、毛织品及纸浆的漂白。不法商贩将其使用于浸泡食用菌、海带等食品，使食品

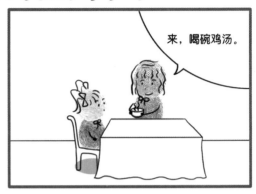

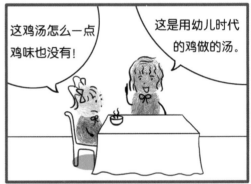

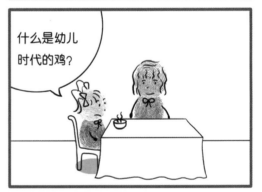

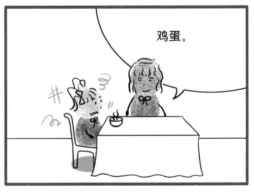

▲ **如此鸡汤**

在本色的基础上达到鲜嫩光亮、晶莹欲滴。

6. **砒霜（禁用）** 是一种有毒化工原料。不法商贩将其用于泡毛肚等水发产品增脆、提口感。

7. **硫酸（禁用）** 是一种具有强烈腐蚀性的化学制剂，不法商贩用于喷淋、浸泡荔枝等水果保鲜着色。

8. **美术绿（禁用）** 又称铅铬绿，主要成分为铅铬绿，是一种工业染料。不法商贩将其用于茶叶等食品加工中添色、着色。

9. **矿物油（禁用）** 不法商贩主要将其用于大米、瓜子等食品中抛光、增滑、润色。

10. **毛发水（禁用）** 不法商贩主要将其用于勾兑酱油、醋等食品生产加工中。

11. **丰乳膏（禁用）** 不法商贩主要将其用于涂染鸡肉等肉制品，使其肥大鲜嫩、诱眼。

12. **墨汁（禁用）** 不法商贩主要将其用于浸泡、染黑一般木耳、大米等食品，使其冒充黑木耳、黑米等稀贵食品。

13. **王金黄（禁用）** 又称块黄，主要成分为碱性橙Ⅱ，工业化学名称为碱性橙。不法商贩主要将其用于染普通鱼，冒充"黄鱼"销售，或者用于腐皮等食品中着色。

14. **竹质精维素（禁用）** 又称鲜竹液、竹香精。不法商贩主要将其用于大米等食品中浸泡、染色，冒充"绿大米"或"竹绿米"。

15. **金黄粉（禁用）** 也称二号红，工业化学名称为磺酸苯基—7偶氮萘酚，是一种有毒性的工业染料。不法商贩将其用于卤制品等食品中添色、着色。

16. **洗衣粉（禁用）** 主要成分为表面活性物质、软水剂、碱剂、漂白剂、酶、荧光增白剂、羧甲基纤维素、香精、色素、填充剂。不法商贩主要将其用于油条、油饼、包子、馒头及牛血等米面制品和血制品中，

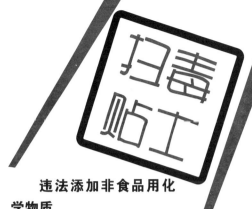

违法添加非食品用化学物质

非食品用化学物质是指制作食品时加入了国家法律允许使用的食品添加剂、防腐剂以外的化学物质。这些物质大部分属于工业所用的添加剂，是未经国家批准或者已经明令禁用的添加剂品种，这些物质一旦添加到食品中，进入市场销售后，会导致中毒甚至死亡的食品安全事故。如用盐酸克伦特罗和莱克多巴胺（瘦肉精）添加到猪饲料中，养殖出"健美猪"；用三聚氰胺添加到牛奶制成的奶粉中，提高含氮量；硫黄熏过的生姜，外观漂亮、卖相好，等等。瘦肉精、三聚氰胺、硫黄等都是危害健康的化学物质。

超范围使用食品添加剂

强制性国家标准《食品添加剂使用标准》（GB2760-2011），对每种食品中可以使用的食品添加剂的种类和范围，都有明确规定。如规定膨化食品中不得加入糖精钠和甜蜜素等甜味剂，但是在质量抽查时发现不少膨化食品中添加了甜蜜素和糖精钠。又如，柠檬黄可用于膨化食品、果汁、碳酸饮料、配制酒、糖果、糕点等，但不允许在馒头中使用，而染色馒头就添加了柠檬黄冒充玉米馒头，既违规又欺诈。

起到膨酥、增大、定型的作用。

17. **医用石膏（禁用）** 不法商贩主要将其用于制作豆腐，节约成本，增加凝固。

18. **格列甲嗪（禁用）** 是一种化学药品。不法商贩主要将其用于保健食品生产加工中。

19. **格列奇特（禁用）** 是一种化学药品。不法商贩主要将其用于保健食品生产加工中。

20. **格列本脲（禁用）** 是一种化学药品。不法商贩主要将其用于保健食品生产加工中。

21. **苯乙双胍（禁用）** 是一种化学药品。不法商贩主要将其用于保健食品生产加工中。

22. **溴酸钾（禁用）** 是一种氧化剂、试剂，为致癌物。不法商贩将其用于小麦粉、面粉及其他面制品中起增白、强筋、膨松作用。

23. **乌洛托品（禁用）** 工业化学名称为六亚甲基四胺或六甲四胺，不法商贩将其用于腐竹、米线等食品中防腐、防臭。

24. **美曲膦酯（敌百虫）（禁用）** 是一种剧毒有机磷农药。不法商贩主要将其用于干海产品等水产品中防腐、防臭。

25. **敌敌畏（禁用）** 是一种农药。不法商贩将其用于火腿、牛干巴等腊肉、腌干肉和海产品、食醋中防腐、防臭和提味。

26. **3911（禁用）** 是一种剧毒农药。不法种植户用于韭菜、蒜等蔬菜上灌根，使其长得肥厚、叶宽、个长、色深、保鲜有卖相。

27. **乙烯利（禁用）** 又名催红素，一种有害的化学品。不法种植户在未成熟的桃子、山楂、葡萄、草莓、西瓜、猕猴桃、荔枝和西红柿等水果、蔬菜上喷施使用，使水果、蔬菜非自然提前变红或者"成

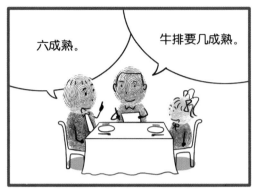

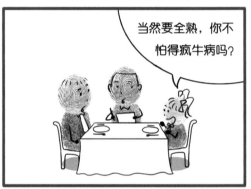

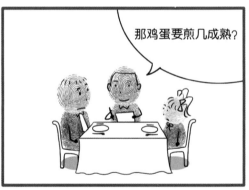

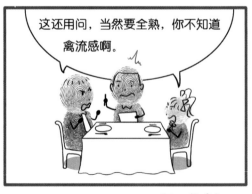

▲ **几成熟**

"熟"、膨大，达到提前上市目的。

28. **赤霉素（禁用）**　不法种植户在桃子、山楂、葡萄、草莓、西瓜、猕猴桃、荔枝和西红柿等水果、蔬菜上喷施使用，以达到膨大、催红、催熟、增产的目的。

29. **无根水（禁用）**　无根水是不法商贩用"特效黄豆激素"、"特效无根绿豆营养素"、"植物生长调节剂"、"8503AB"等农药范畴的农肥激素混兑加工豆芽的"肥水"统称。使加工的豆芽粗大、无根或少根，有卖相。

30. **氨水（禁用）**　是氨溶于水得到的水溶液，它是一种重要的化工原料，也是化学实验中常用的试剂。不法商贩主要将其用于浸泡、腌泡水果、蔬菜防腐、防烂，加工果干蜜饯及腌泡菜等食品。

31. **瘦肉精（禁用）**　工业化学名称为盐酸克伦特罗，又名沙丁胺醇，是一种肾上腺类受体神经兴奋剂。一些不法生猪饲养户为使商品猪多长瘦肉少长脂肪，在饲料中添施"瘦肉精"，能促进猪的骨骼肌（瘦肉）蛋白质合成和减少脂肪沉积，瘦肉率可明显增加，使猪少吃饲料，加快出栏。

32. **孔雀石绿（禁用）**　是一种化学制剂和禁用兽药，又名碱性绿、严基块绿、孔雀绿。不法商贩主要将其用于活鱼、鱼类产品和罐头产品中延活、杀菌、着色、驱虫、防腐，有"苏丹红第二"之称。

33. **加丽素红（禁用）**　国家禁止在食品中添加和使用，不法养殖户在鸡饲料里添加了加丽素红使产下红心鸡蛋。

34. **阿托品（禁用）**　不法肉商在羊等畜禽被屠宰前为其注射阿托品，能使肉质显得鲜亮，还可使羊等畜禽因口渴而大量饮水，使肉水分增加并增加肉重量。

35. **避孕药（禁用）**　不法养殖户给黄鳝等水产品喂避孕药，能黄鳝等水产品节

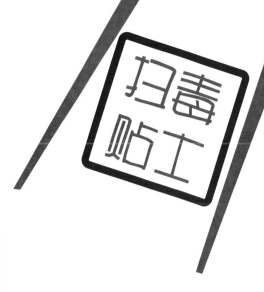

超限量使用食品添加剂

指在食品生产加工中，使用的食品添加剂的剂量超出了国家强制性标准规定的最大剂量。目前常见的超量使用有：

1. 调味剂、防腐剂。主要见于蜜饯、果脯、茶饮料、易拉罐装碳酸饮料等食品。

2. 色素。主要见于酱卤类制品、灌肠类制品、休闲肉干制品、五彩糖等食品。

3. 护色剂。主要见于熟肉类制品。

4. 过氧化苯甲酰。主要见于面粉。

滥用添加剂

国家标准允许生育酚、姜黄素、磷脂、山梨糖醇和辛癸酸甘油酸酯这5种添加剂可用于氢化植物油和人工油脂制品。这类添加剂，适量添加都可发挥其应有的功效，但一旦加量超标，长期食用会影响人体激素水平的平衡，影响肝、肾的生理功能。

育变异长得快、长得肥大、成色好。

36. **鱼浮灵（禁用）** 也俗称氧气粉，不法商贩主要将其用于撒放水养海产品中增加水的含氧量，使要死的鱼等海产品活蹦乱跳的卖相好。

37. **沥青（禁用）** 是一种化工原料，含有大量致癌物质。不法商贩主要将其用于畜、禽等肉制品加工中脱毛、拔毛。

38. **松香（禁用）** 是松树科植物中的一种油树脂，是树脂化工原料，具有一定毒性。不法商贩主要将其用于在畜、禽等肉制品加工中脱毛、拔毛。

39. **工业乙酸（禁用）** 也称冰醋酸。不法商贩主要将其用于勾兑酱油、醋等食品生产加工中。

40. **工业盐（禁用）** 工业化学名称亚硝酸盐或者亚硝酸钠。一般含有致命的亚硝酸盐和铅、砷等有害物质不法商贩主要将其用于加工肉食品、酱菜、泡菜、腌干等，用于浸泡陈化大米，去除陈旧黄色，然后制成米粉；用于加工腐肉，使腐肉重新色泽红润，凝固猪血，生产所谓的"血旺"、"血豆腐"等。

41. **工业用双氧水（禁用）** 工业化学名称为过氧化氢，其纯度高，腐蚀性较强。双氧水分为食品级双氧水和工业级双氧水，包装上一般有标注。不法商贩主要将其用于竹笋、水发产品、水果和腐烂变质肉等食品中膨大、漂白、着色、去臭、防腐，杀菌。

42. **工业用火碱（禁用）** 工业化学名称为氢氧化钠，别名苛性钠、烧碱、火碱、片碱，是一种很强的腐蚀剂。分为食用级和工业级，包装上一般有标注，不法商贩主要将其用于鸡爪、牛肚、牛筋、海参、鱿鱼等干水产品、水发产品等食品中泡发、膨大、增嫩、白皙、增滑，改善外观

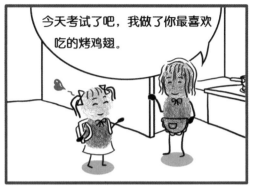

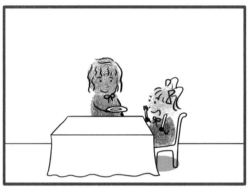

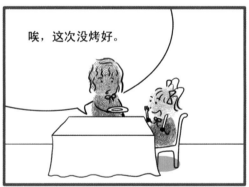

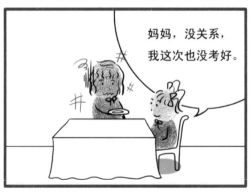

▲ 烤鸡翅

和质地。

43. **纯碱（禁用）** 工业化学名称为碳酸钠，是一种工业原料。国家禁止在食品加工中添加和使用纯碱，不法商贩将其用于食品中增滑、白皙等。

44. **焦亚硝酸钠（禁用）** 不法商贩将其用于酱菜等食品中漂白、着色。

45. **工业石蜡（禁用）** 石蜡含有铅、汞、砷等重金属，人体吸入会导致记忆力下降、贫血等病症。不法商贩主要将其用于食品级塑料包装生产中代替食品级石蜡，以节约成本及润滑。或者用于水果、板栗、核桃、蔬菜中抛光、增相、增色。

46. **工业钛白粉（禁用）** 不法商贩主要将其用于面粉、瓜子、蜜饯产品上增白、利滑、着色。

47. **工业滑石粉（禁用）** 是一种硅酸镁矿物，具有干滑性的特性。不法商贩主要将其用于面粉、瓜子、腐竹、年糕及豆制品等食品中节减成本、增滑、增白。

48. **工业盐酸（禁用）** 不法商贩主要将其用于酱油生产及莲藕漂白。

49. **工业冰醋酸（禁用）** 不法商贩主要将其用于食醋生产。

50. **亚硝酸钠（禁用）** 是一种防腐剂，毒性大，属于强致癌化学物质。不法商贩主要将其用于卤制品等食品中提色。

51. **硫酸镁（禁用）** 是一种化学试剂。不法商贩将其混杂于白糖中增色、在木耳、蕨菜、杏仁等食品中加工中染色、吸盐。

52. **工业明胶（禁用）** 不法商贩将其代替食品添加剂明胶用于食品加工中做胶冻剂、乳化剂、增稠剂、澄清剂、搅打剂及黏接剂等。

53. **硝酸铵（禁用）** 化肥的一种。不法商贩将其用于李子、杨梅等蜜饯及其他凉果加工中防腐、添味。

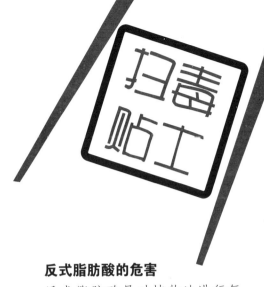

反式脂肪酸的危害

反式脂肪酸是对植物油进行氢化改性过程中产生的一种不饱和脂肪酸（改性后的油称为氢化油）。这种加工可防止油脂变质，改变风味。

为增加货架期和产品稳定性而添加氢化油的产品中都可以发现反式脂肪酸。反式脂肪酸是人体不必要的营养素，过多的摄入会导致高血压、高血糖、心血管等疾病。日常生活中，含有反式脂肪酸的食品很多，诸如蛋糕、糕点、饼干、面包、印度抛饼、沙拉酱、炸薯条、炸薯片、爆米花、巧克力、冰淇淋、蛋黄派……凡是松软香甜，口味独特的含油（植物奶油、人造黄油等）食品，都含有反式脂肪酸。

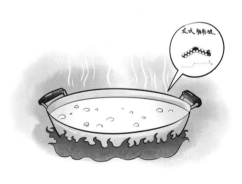

54. **漂白粉（禁用）** 是一种化工原料，它是强氧化剂，主要成分是次氯酸钙、亚氯酸钠。不法商贩将其用于豆芽及米面制品、粉丝、粉条等食品生产加工中杀菌、漂白、增色。

55. **三聚氰胺（禁用）** 简称三胺，又叫蜜胺、氰尿酰胺、三聚氰酰胺等，是一种有毒的化工原料。三聚氰胺常被不法商人添加在奶粉、酸奶、液态奶等乳制品、小麦粉等含蛋白质食品或鱼粉等饲料中，以提升食品检测中的蛋白质含量指标。

56. **硼酸（禁用）** 是一种有毒化工原料。不法商贩将其用于面条、饺子皮、粽子、糕点、凉粉、凉皮、肉制品、腐竹等食品中增筋、强筋、增弹、酥松、鲜嫩、改善口感。

57. **硫氰酸钠（禁用）** 是一种有毒化工原料。不法商贩将其添加于乳及乳制品中保鲜。

58. **玫瑰红 B（禁用）** 主要成分为罗丹明 B，是一种有毒化工染料。不法商贩将其添加于调味品中着色。

59. **碱性嫩黄（禁用）** 是一种有毒化工染料。不法商贩将其添加于豆制品中着色、添色。

60. **酸性橙（禁用）** 是一种有毒化工染料。不法商贩将其添加于卤肉、卤菜等卤制熟食中着色、添色。

61. **一氧化碳（禁用）** 是一种工业原料。不法商贩将其使用或者添加于水产品中着色、添色、增色，改善色泽。

62. **硫化钠（禁用）** 是一种化工原料。不法商贩将其使用或者添加于味精等食品中增添晶亮、增加分量。

63. **工业硫黄（禁用）** 是一种化工原料，工业硫黄含有铅、硫、砷等有毒物质。不法商贩将其使用或者添加于白砂糖、辣

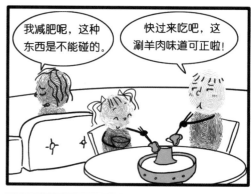

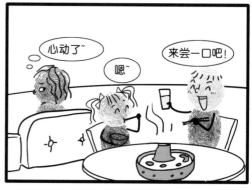

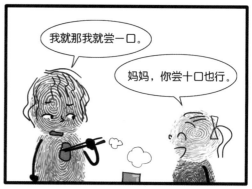

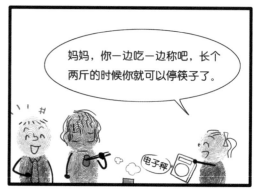

▲ **涮羊肉**

椒、蜜饯、银耳、红枣等食品中漂白、添色、增色、防腐。

64. 罂粟壳（禁用） 俗称大烟果，是生产毒品鸦片的作物果实外壳，一种瘾性管制物品。不法商贩将其使用或者添加于火锅、肉制品等食品中添味、增味。

65. 膨大剂（禁用） 化学名称为细胞激动素，属于激素类化学物质。不法商贩将其使用于浇灌瓜地、喷施水果等，使西瓜及其他水果细胞非正常膨大，个头比自然成熟的大上 1 ~ 2 倍，同时也能使色泽鲜艳。

66. 硝基夫喃（禁用） 是一种致癌性强的抗生素类化学农药。不法商贩将其使用鱼、虾等水产品和猪、牛、羊、鸡等畜禽产品中防病、治病和催长促长。

67. 滴滴涕（DDT）（禁用） 是一种剧毒农药。不法商贩将其喷施使用于水果、蔬菜、粮食等食品中防虫防腐。

68. 藏花精（禁用） 俗称酸性大红，是一种主要用于木材、羊毛、蚕丝织物、纸张、皮革的工业染色颜料，有中等毒性，有强致癌性。不法商贩将其使用或者添加于虾、肉制品等食品中蒸煮加工，使食品达到鲜红艳丽、色泽鲜活。

69. 硫酸铜（禁用） 硫酸铜是一种致癌有毒化工染料及化工防虫杀虫原料。不法商贩将其添加使用于木耳、蕨菜、杏仁染色、还原原色和防虫杀虫保鲜。

70. 荧光增白剂（禁用） 荧光增白剂是一种化学染料。不法商贩将其使用于浸泡或者添加加工双孢蘑菇、百灵菇、鸡腿菇、海鲜菇、杏孢菇等食用菌，使食用菌外观更白、更亮，达到食用菌增白、色泽异常鲜亮的效果，有好卖相，同时延长保鲜期。

71. 其他工业染料（禁用） 属于化工染料。不法商贩将其添加于小米、玉米粉、熟肉制品等食品中着色、添色、增色。

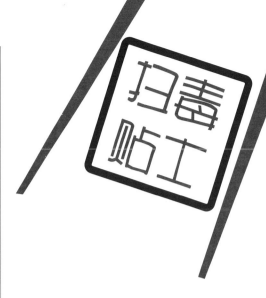

正确选择食品

选择食品之前要"一看、二闻、三尝"：首先看色彩，颜色特别鲜艳的不要选。人们经常买的"玉米馒头"、"高粱馒头"，如果不是特别有质量保证，大多是靠添加色素来实现的。还有超市里卖的"蔬菜面条"、"鸡蛋面条"，看起来跟蔬菜、鸡蛋的颜色一样，事实上也不可避免地要用到色素。至于那些布丁、果冻、雪糕，更是食品添加剂的"大户"，小孩子尤其应该避免。其次闻味道，远远就闻到味道特别香浓的，往往意味着食品添加剂的用量不会少。最后尝口感，吃起来太爽脆香美的食物，使用的食品添加剂及调味剂大都较多，尤其是烘烤、煎炸、膨化类食品。

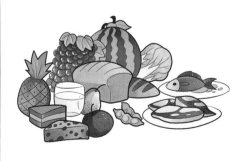

盘点添加剂最多的零食

非营利性机构"iearth—爱地球"发布的一项《中国九城食品添加剂摄入情况调查报告》显示，有9种孩子常吃的零食含添加剂最多。

方便面：一包方便面最多可有 25 种食品添加剂，常见的有谷氨酸钠、焦糖色、柠檬酸、对苯二酚等。儿童长期食用含柠檬酸的产品，可能导致低钙血症。

火腿肠：所含添加剂包括亚硝酸钠、山梨酸钾等。其中亚硝酸钠可能在体内生成致癌物。

蜜饯：所含添加剂为柠檬酸、山梨酸钾、苯甲酸钠等。其中苯甲酸钠会破坏维生素 B_1，影响儿童对钙的吸收。

果冻：山梨酸钾、柠檬酸及卡拉胶等添加剂运用最普遍。过多摄入山梨酸钾会导致过敏及影响孩子对钙的吸收。

冰激凌：人工香精、增稠剂、人工合成色素等添加剂使用最普遍。而其中有的人工色素，是不能用于食品。

饼干：所含添加剂包括焦亚硫酸钠、柠檬酸、山梨糖醇。大量的焦亚硫酸钠会损伤细胞，具有生物毒性。

奶茶：所含添加剂包括山梨酸钾、六偏磷酸钠等。后者过量会引起钙代谢紊乱。

口香糖：可能含阿斯巴甜、山梨糖醇、柠檬酸等添加剂。过多的山梨糖醇会引起腹泻。

薯片：可能含有的添加剂包括谷氨酸钠、5'—鸟苷酸二钠等。上述两种都是被禁止用于食品的。

专家提醒，一些过敏体质、哮喘、多动症患儿的家长，应该格外注意孩子常吃的食品，因食品添加剂可能会加重这些症状。

然而，并不是所有的零食都对孩子不好。吃零食不妨分个等级。比如，可经常食用的零食燕麦饼干、营养麦片、蔬菜、水果、水果干、奶酪、花生酱、酸奶、自制面包等；可用 2~3 次的有：甜饼干、冰激凌、山楂片、鸡蛋卷、布丁、动物饼干、燕麦花卷、自榨果汁等；只能偶尔吃的有：糖果、巧克力、薯片、薯条、玉米片、棉花糖、果脯、虾条、碳酸饮料等。而方便面、火腿肠、果冻、速溶奶茶等则最好不吃。

（转自 2013 年 1 月 11 日《生命时报》，作者：吴佳 张京阳）

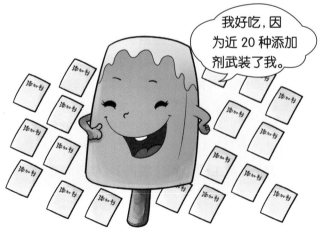

我好吃，因为近 20 种添加剂武装了我。

吃方便面做到好吃又健康的 4 个细节

（1）方便面不论是煮着吃还是泡着吃，都要先用开水煮到七成软。

（2）煮方便面的水要多一些。这样可以把方便面上的油洗出来。

（3）煮完方便面的第一遍水要倒掉。

（4）把方便面捞出来以后，沥干水分，再用凉水冲面条 10 秒钟，这一步很关键，这样既可以洗掉防腐剂，面条口感又很有弹性。

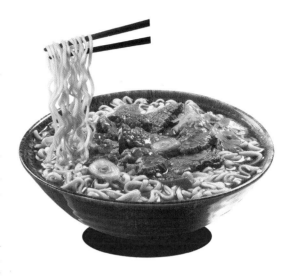

方便面由于其本身并不完全具备人体所需的营养，所以在吃完方便面以后应该吃一些水果来维持身体的营养，例如在吃完方便面后吃一些苹果、草莓、橙子等，就能弥补人体所需的维生素与矿物质的不足。

火腿肠里的门道

按照蛋白质、淀粉和水分含量的不同，火腿肠分为 4 级：特级、优级、普通级和无淀粉级。4 个级别产品的淀粉含量规定为：特级产品≤6％；优级≤8％；普通级产品≤10％。其中无淀粉火腿肠并不指百分之百无淀粉，而是指淀粉含量≤1％，并且要求蛋白质含量≥14％。并不是肉越多的火腿肠越好。因为纯肉的火腿肠如果只是瘦肉，吃起来会发干发硬，为达到更好的口感，里面肯定会加入更多的肥肉。相对来说，淀粉多的，脂肪含量还少一些。另外，有的火腿肠加入了蘑菇丁、玉米粒，这样的脂肪含量能少一些，膳食纤维多一些，也更健康一点。

火腿肠最好凉拌、煮汤或直接吃。如果炒菜、烧烤的话，一会增加营养损失，二会加入更多盐。吃时最好配蔬菜，抵消高盐高脂的危害。火腿肠配方便面是最不健康的吃法。

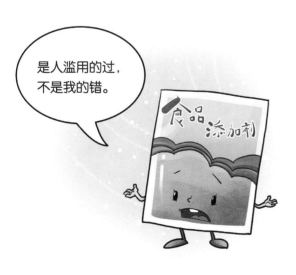

是人滥用的过，不是我的错。

与食品添加剂和平相处的 5 个要点

1. 仔细看好"背面"再买——先从手腕开始练起

在超市买东西的时候,有多少人会看"背面"?大家是不是只看价钱和外表,顶多再看看保质期,就轻易地把食品放进了篮子里?

不管怎样,还是先翻过来看看吧。

"首先从手腕开始练起。"

我经常这样说,希望大家买东西的时候,务必养成翻过来看"背面"的习惯。

然后,依据"厨房里没有的东西=食品添加剂"这一公式,尽量买含"厨房里没有的东西"少的食品。

当然,要找到一点不含"厨房里没有的东西"的食品是不可能的。但是,要找到所含数量少的食品,还是可能的。

以袋装蔬菜为例。

有的在配料表里只写有蔬菜的名字,还有的写有漂白剂、pH 调整剂、抗氧化剂等添加剂的名称。看了"背面"再买和不看就买,区别还是很大的。

这样,就算没有关于添加剂毒性的相关知识,也能够挑选到安全性高的食品。

2. 选择加工度低的食品——时间和添加剂,你选哪一个

买食品的时候,要尽量选择加工度低的食品。

以米饭为例。

没有加工过的是大米。加工度最高的,是冷冻肉饭和饭团。

自己买来米,用家里的电饭煲煮的话,添加剂为 0。

要加工成冷冻肉饭或饭团,需要加进调味料(氨基酸等)、甘氨酸等添加剂。

如果没有时间自己做饭,也不要轻易地依赖最终产品(冷冻肉饭或饭团),而是选择中间阶段——装在袋子里的米饭,再花点工夫自己稍作加工。

蔬菜也是一样。

新鲜蔬菜是没有添加剂的,但是切好了的蔬菜和袋装沙拉当中,会用到次亚氯酸钠来杀菌。

袋装盖浇饭加工度更高,它里面含有化学调味料、蛋白水解物、增稠多糖类、着色剂、酸味剂等更多的添加剂。

我不是说加工度高的食品绝对不能食用。偶尔吃一两次也没什么问题。只是,我建议大家不要频繁地食用。平常尽量买没有切过的蔬菜,自己动手做,实在不行的时候再买现成的。

你是选择花点工夫呢,还是选择添加剂?希望大家仔细考虑清楚后再做决定。

加工度越高,添加剂也就越多。请不要忘记,光线越强,影子也就越深。

3."知道"了以后再吃——反省了才能决心自己动手做饭

这与第一个要点里所说的内容相关,希望大家在知道了食品中含有什么样的添加剂之后再吃。

比方说，如果你今天很忙，决定用蒸煮袋（软罐头食品的一种包装形式）的麻婆豆腐做饭，再配上现成的土豆沙拉。

看了标示，我们就会知道，从这些饭菜中会摄取到几种添加剂。仅做到清楚地"知道"，情况就会大不一样。

"对不起。妈妈今天太忙，才用了这些东西。让你们吃进了一些含有连我也没见过的东西。"

知道吃进了什么，就会产生这种反省。

反省有三层意思。

第一层是"我偷懒了，对不起"，第二层是"让你们吃进了添加剂，对不起"，第三层是"我亵渎了食物的尊严，对不起"。

有了这样的愧疚之情，接下来才会想到要让家人吃上自己亲手做的饭菜。

"根本不可能全部亲手做。"

"没有时间，完全不可能。"

每当我说到添加剂的时候，经常会听到这些声音。

在如今这样一个时代，完全不依赖添加剂，全部亲手做确实有些困难，偶尔使用这些东西也是没办法的事。

但是，如果知道了自己正在吃些什么的话，就一定会对家里人及自己产生歉疚的心情。即便不是很清楚食品添加剂的毒性及危害，但只要知道自己今天给家里人吃的、自己吃进嘴里的加工食品里含有添加剂，就一定会产生一种要亲手制作的冲动。这周有3天都依赖加工食品了，剩下的几天要亲手做——大家是不是会这样想呢？

所以，不要说"根本不可能全部亲手做"这种话，用1周的时间试试看。

4. 不要直奔便宜货——便宜是有原因的

前面我就问过大家，"买东西的时候，你是否只看价钱，只买便宜、特价的东西呢？"

价格便宜又方便的东西，必有其便宜的道理。答案我已反复说过多次了，就清楚地写在"背面"。

超市打价格战，仅通过直接交易，省去中间商佣金的方法，商品价格不会便宜到两三成。在价格战的背后，食品加工业者在暗中活动。

如果有厂商对我们说，香肠以前都卖10元，明天起想卖8元，那我们的工作就是在不改变利润的前提下，做出8元的东西。也就是降低对原材料的要求，使用添加剂做出"相应的产品"。

但是，对于这种"相应的产品"，消费者只会看价钱，觉得"这么便宜，真走运"，就买走了。

就连卖的水也是这样。

如今掀起了水热潮，超市里摆放着各种各样的水。

冰川水、海洋深层水、活性水、离子交换水……太复杂了，普通消费者根本不知道挑选哪种好。

这里希望大家注意，那些卖得便宜的水，只是把自来水通过机器净化，强行加入矿物质而制成的。

当然，把自来水净化后出售不是不行，但是不应该让消费者误认为那是"天然矿泉水"。就我个人而言，与其喝这样强行加入矿物质的水，还不如喝未经过加热处理的天然水。比如，选用未受污染的河水、湖水（包括水库）、井水或者泉水制成的水，其中富含的矿物质极其珍贵，是人工做不出来的。

"为什么有的水2升才5元，而有的要20多元？"

在此，也希望大家具有"简单的怀疑"精神。

便宜是有原因的。这一点请务必牢记在心。

5. 具有"简单的怀疑"精神——与添加剂打交道的开始

我曾反复说过，首先要具有"简单的怀疑"精神——这是与添加剂打交道、挑选加工食品的第一步。

"为什么这种明太鱼子的颜色这么漂亮？"

"为什么这种汉堡会这么便宜？"

"为什么这种袋装沙拉一直不会蔫？"

"为什么奶精在店里是随便取用的？"

"说这是一种只用米做成的酒，难道现在喝的酒不是只用米做的吗？"

具有这种"简单的怀疑"精神是一切的开始。

对待农药问题，也是一样的。

超市里卖的一种胡萝卜，一袋3根、10元一袋。

"为什么自然培育的蔬菜会这样整齐划一呢？"

究竟有多少人具有这种"简单的怀疑"精神呢？3根胡萝卜大小、形状、颜色完全相同，重量也几乎一样——要培育出这种"标准样品"的胡萝卜，要使用大量的农药和化学肥料。

不管怎么说，具备了这种"简单的怀疑"精神之后，在挑选加工食品的时候，务必翻过来看看"背面"，真相自然而然就会出现。

（摘自〔日〕安部司著《食品真相大揭秘》）

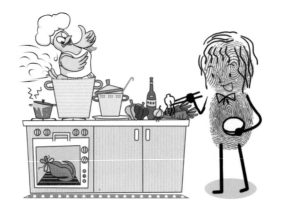

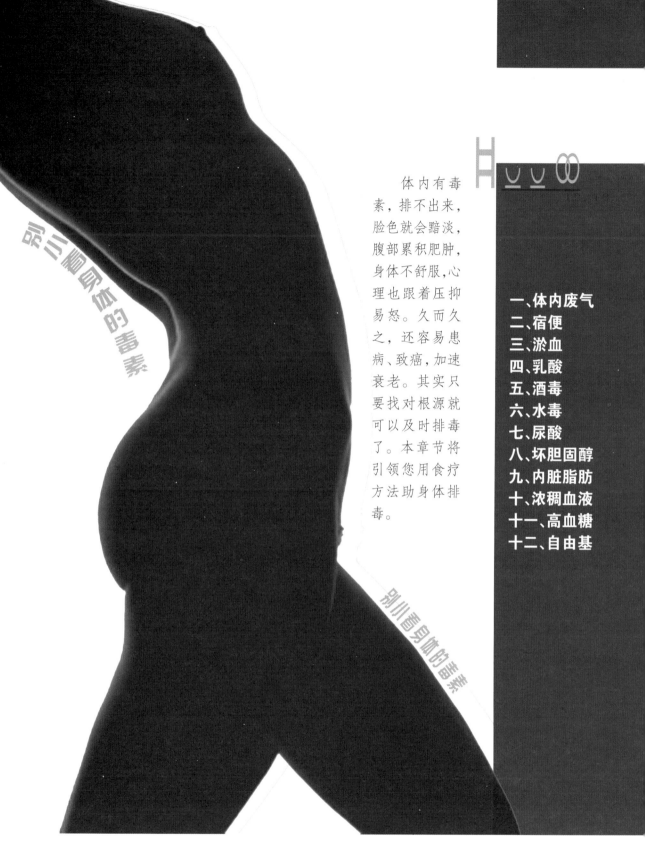

体内有毒素，排不出来，脸色就会黯淡，腹部累积肥肿，身体不舒服，心理也跟着压抑易怒。久而久之，还容易患病、致癌，加速衰老。其实只要找对根源就可以及时排毒了。本章节将引领您用食疗方法助身体排毒。

一、体内废气
二、宿便
三、淤血
四、乳酸
五、酒毒
六、水毒
七、尿酸
八、坏胆固醇
九、内脏脂肪
十、浓稠血液
十一、高血糖
十二、自由基

第二章

别小看身体的毒素

一、体内废气

典型表现：经常腹胀，而且放屁很臭。

长期积累的结果：腹痛、溃疡恶化、皮肤老化、发生癌症的危险性增加。

食物解决方案：红薯、富含乳酸菌的食物。

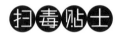

体内废气的坏处

人体肠内积存的废气最可怕之处就是它的致癌作用。人体大肠内梭状芽孢杆菌等有害菌不仅会在大肠内制造臭气，还会生成亚硝胺和苯酚等致癌物质的粪臭素等气体。这些物质持续地刺激大肠，使大肠癌的发病率升高。此外，肠内积存废气，有时会压迫血管，造成血液循环不良，引起手足冰冷。体内废气也是美容的大敌，因为肠内的有害菌产生的有害气体，通过肠壁循环到全身后，会对新陈代谢造成妨碍，使得脸上长粉刺和雀斑，引起皮肤干燥、粗糙。

在肝功能衰弱时，若是废气中所含的氨气太多，肝脏无法负荷，就可能造成人的意识昏迷。胃肠有溃疡的人，更不能在体内积存胀气，胀气会刺激扩大伤口，使治疗更加困难。如果体内废气堆积在横结肠的右角，会引起剧烈的疼痛。

改善肠内环境，减少体内废气

人体内大肠里生活着约 100 种 100 万亿个细菌，它们可分为两大类：一类是有益菌，喜欢食用食物纤维；另一类是有害菌，喜欢食用动物蛋白质和脂肪。只要肠内的有益菌数量远多于有害菌的数量，就可改变放屁臭这种现象。

长期大量吃肉类、少吃蔬菜水果的人，应减少摄入肉类的数量，增加根菜类和薯类、豆类、海藻类等富含食物纤维的食物，以改善肠内的细菌环境。乳酸杆菌等有益菌增加时，废气易于排出；相反，有害菌增加后，气体不易排出。

平时可以多摄入红薯和富含乳酸菌的食物。啤酒和碳酸饮料喝入体内会分解生成大量的废气，所以最好少喝。红薯可以促进排气和预防大肠癌，因为红薯中含有大量的食物纤维素，而且其所含有的葡糖苷成分有着和食物纤维同样的效果，在增加便量的同时，能给肠的活动以强力的刺激，引起蠕动运动，促进排便，即使废气充满肠内，也具有将粪便挤出的力量。适量摄取乳酸菌，可以减少有害菌，消除有害气体，使致癌物质的毒性丧失，增强身体免疫力。另外，虽然酸奶和乳酸菌饮料中都含有乳酸菌，但是乳酸菌饮料中的含量只有酸奶的 1/10。

9个简单运动就能排毒养颜

生活环境的污染越来越严重,让我们的身体无时无刻不处在毒素的危害当中,如何排毒成为了一门必修课。而日常排毒大家往往选择饮食调理居多,其实一些运动也可达到排毒养颜的目的。

1.光脚走路延缓衰老

中医认为,在人体的十二经络中,足底有与人体内脏器官相联系的敏感区。光脚走路,可通过经络传入大脑,协调系统器官功能,起到强身健体、延缓衰老、防止疾病的作用,有益于机体排毒。

2.快走也是排毒招数

我们每天都要走路,只需在走路时加快速度,尽可能大地摆动和舒展手臂,这是最简单、方便的排毒运动。它可刺激淋巴循环、降低胆固醇和高血压。

3.大笑增强免疫力

常看笑话书,或回忆看过的喜剧电影……当你发自内心大笑时,体内引起压力的激素可的松和肾上腺素开始下降,增强排毒免疫力。

4.跳一跳赶走毒素

淋巴系统能收集、筛检全身毒素,将其运送到淋巴结,再通过血液经由排毒器官排到体外。弹跳可刺激淋巴系统排毒,降低胆固醇,甚至可驱除对人体致命的蜂窝组织炎。

5.做家务给心脏排毒

科学研究表明,常做一些低强度家务劳动,可改善心血管系统的功能,对运动负荷有良好的适应性,有利于心脏排毒。由于它可改善血脂水平,可降低甘油三酯和总胆固醇的含量,防止动脉粥样硬化等心血管疾病的发生,并对血压和心率变化有着积极的作用,这样可增进心脏和机体的新陈代谢,从而为心脏排毒。

6.咳嗽能清扫"肺腑"

自然界中的粉尘及废气中的毒性物质,通过呼吸进入肺。借助主动咳嗽可"清扫"肺。每天到室外空气清新处深呼吸,吸气时缓缓抬起双臂,主动咳嗽,使气流从口、鼻中喷出,咳出痰液。

7.深呼吸排毒

经常扩胸、收腹地做深呼吸运动。深呼吸既能更多地吸进细胞代谢所需要的氧气,又能有效地呼出二氧化碳。雷雨之后作深呼吸还能吸进大量有益于健康的负离子。

8.沐浴排毒

勤洗温水澡,使汗腺排泄畅通无阻,从而促进内毒外排。每晚用热水洗泡双脚也有利于排毒。

9.通便排毒

常吃多吃粗粮和富含纤维素的蔬菜和水果。纤维素是最好的清肠通便剂,它在肠道内对水分和毒素兼收并蓄,且促进通便。通便蔬菜有菠菜、茼蒿、苋菜、大白菜、空心菜、马铃薯、山芋、南瓜、竹笋……

体内废气 宿便 淤血 乳酸 酒毒 水毒 尿酸 坏胆固醇 内脏脂肪 浓稠血液 高血糖 自由基

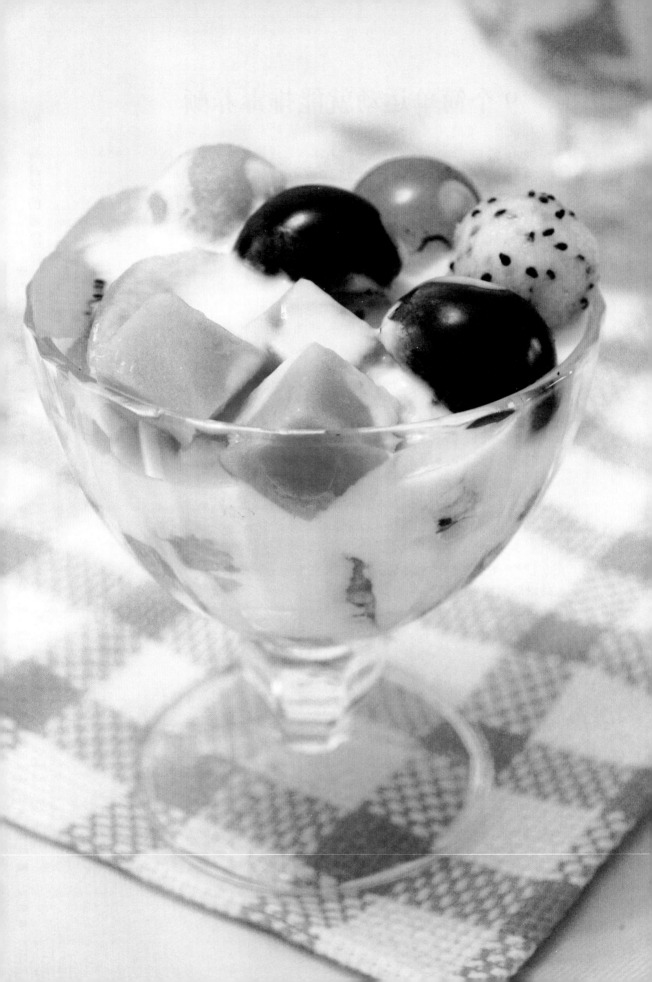

别小看身体的毒素

体内废气 宿便 淤血 乳酸 酒毒 水毒 尿酸 坏胆固醇 内脏脂肪 浓稠血液 高血糖 自由基

乳酸菌让身体更"轻"

由于在日常生活中,吃肉过多、饮酒过多、吃饭吞入太多空气,都容易在体内积存废气,产生很多不良后果,包括出现斑点、粉刺、肩膀酸痛、溃疡恶化、腹胀、屁很臭等,其中肠内积存的废气,更有致癌的可能。

乳酸菌是在肠内分解乳糖、葡萄糖、合成有机酸的细菌。其中最典型的就是乳酸杆菌,它是有益菌的代表。除此之外,还有保加利亚菌等。这些乳酸菌与制造有害物质的梭状芽孢杆菌、大肠菌等有害菌战斗。

含有乳酸菌的食物:酸奶、奶酪、乳酸菌饮料、奶油、黑麦面包、酱油。

饭后喝酸奶有利于吸收营养

一般来说,饭后30分钟到2个小时之间饮用酸奶效果最佳。

另外,如果在空腹状态下饮用酸奶,很容易刺激胃肠道排空,酸奶中的营养来不及彻底消化吸收就被排出;饭后喝则可减少刺激,让酸奶在胃中被慢慢吸收。

不过,晚上饭后喝酸奶时一定要记住,酸奶中的某些菌种及酸性物质对牙齿有一定的损害,喝完后应及时刷牙。

酸奶含有大量活性乳酸菌,能够有效地调节体内菌群平衡,促进胃肠蠕动,从而缓解便秘。而长期便秘对体重有一定的影响。再就是酸奶具有较强的饱腹感,轻微饥饿时喝一杯可以有效缓解迫切的食欲,从而减少下一餐的进餐量。

不过,酸奶也并非老少皆宜。胃肠道手术后的病人、腹泻患者以及1岁以下婴儿,都不宜喝酸奶。即使是健康成年人,也不能过量饮用,否则很容易导致胃酸过多,影响胃黏膜及消化酶的分泌、降低食欲、破坏人体内的电解质平衡。一般来说,每天喝两杯,每杯在125克左右比较合适。

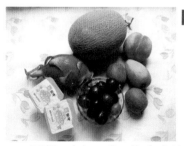

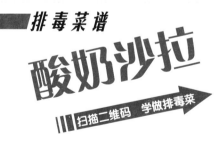

排毒菜谱

酸奶沙拉

扫描二维码　学做排毒菜

原料:酸奶2瓶、蜂蜜少许。

配料:时令水果(苹果、香蕉、芒果、火龙果、猕猴桃)适量。

做法

1.将各种水果洗净,削皮后切成块状,摆入沙拉碗中。

2.倒入酸奶。

3.浇上适量蜂蜜。

4.搅拌均匀即可。

温馨提示

不宜挑选水分太多的水果,例如西瓜,否则影响口感。

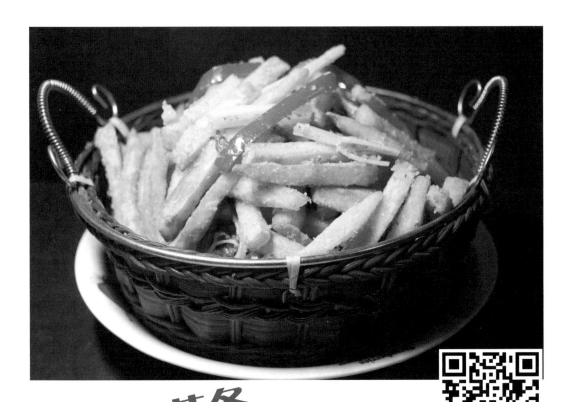

干煸红薯条

原料：中等个红薯5个、红椒半个、西芹适量。
调料：生粉、面粉、盐、红尖椒、花椒、味精、熟白芝麻适量。

▐▊扫描二维码　学做排毒菜

做法

1.红薯去皮，切成条状备用。

2.将红椒和西芹切丝备用。

3.锅中烧油，同时将红薯条依次按3:1的比例加入面粉和生粉。

4.将红薯条和生粉、面粉轻轻拌匀。

5.油温烧至六成，倒入红薯条。

6.炸至略为金黄色时加入红椒丝过油，迅速捞起沥油。

7.锅内继续倒油，烧至七成热时将红薯条倒入复炸；用勺子感觉红薯条炸硬后捞起沥油。

8.锅内留少许油，下入红尖椒和花椒爆香。

9.锅中倒入西芹丝轻炒几下后再倒入炸好的红薯条轻炒，用少许精盐和味精提味，撒上少许熟白芝麻点缀后迅速起锅装盘即可。

温馨提示

1.红薯条复炸后口感更好。

2.红薯削皮后迅速切条裹粉，以免变色。

3.吃红薯别一次吃得太多，以免出现烧心、反酸或腹胀等腹部不适症状。

二、宿 便

典型表现:天天排便仍有残便感,或长期 1 周内持续 3 天以上不排便。

长期积累的结果:皮肤粗糙,腹胀,腹痛,大肠癌。

食物解决方案:富含食物纤维的杂粮、水、谷物、豆类、海藻类、苹果、酸奶、富含寡糖的食物。

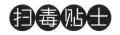

如何清"宿便"

　　严格地按照医学科学说法,应该是如何预防便秘,散步、多喝水、多吃蔬菜水果,都是不错的建议。长时间坐着,肠蠕动会减慢,不时地起身活动活动,有助于肠蠕动。多吃蔬果,无论是什么方法,也都是增加膳食纤维以促进肠蠕动的方式。至于酸奶+地瓜+苹果这一类的食品,从地瓜含有比较多的纤维素来看有增加肠蠕动、刺激肠胃排便的作用,食用之后可能会缓解便秘、增加排便次数。那种直接导致腹泻,将"马桶坐穿"的方法不应该推荐。还有一点,有便意时不要憋着,及时排便对于预防便秘有很大的帮助。

　　但如果深信"宿便危害说"而极端地采用泻药来排便,是很危险的事。泻药造成的腹泻会对肠道的功能造成影响,导致水分从肠道丢失、肠道大量分泌肠液等,虽然不是什么器质性的病变,但严重者可能造成水电酸碱紊乱、昏迷甚至生命危险。如果实在是觉得需要清洗肠道,请到正规医院洗胃灌肠。

按摩通便

　　先用手指揉按脐上 13 厘米处的中脘穴,顺时针方向环绕 50~100 次;再以手掌按揉腹部(以脐为中心),顺时针方向环绕 50~100 次;再以两手掌小指侧,由上向下推擦 50~100 次;然后摆动腰部,顺时针方向 50~100 次;最后双手插腰,提肛 50~100 次以加强提肛肌张力。

饮食治疗

　　饮食应该增加含植物纤维素较多的粗质蔬菜和水果,适量食用粗糙多渣的杂粮,如标准粉、糙米、山芋、绿豆、凉粉、薯类、玉米、燕麦片等;多食各种新鲜瓜果和蔬菜,尤其是西瓜、香蕉、梨、苹果、苦瓜、黄瓜、荸荠、白菜、芹菜、丝瓜、黄花菜等;适当吃一些富含油脂类的干果,如松子、芝麻、核桃仁、花生等;凉开水、蜂蜜等也有助于排便;少吃肉类和动物内脏等高蛋白、高胆固醇食物,少吃辛辣刺激性食物。

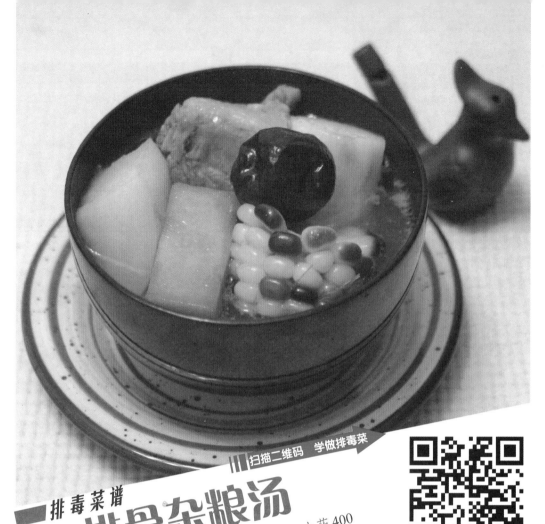

扫描二维码 学做排毒菜

排毒菜谱

排骨杂粮汤

原料：排骨 1000 克、甜玉米和糯玉米各 1 根、山药 400 克、土豆 300 克、南瓜 300 克、红枣 100 克。

配料：姜片少许。

调料：油、料酒、盐少许。

做法

1.锅内烧油,将姜片倒入炝锅。

2.倒入排骨,烹入料酒。将排骨炒至略焦。

3.当排骨的浓郁香味飘出时,加入冷水。水煮开时,撇去浮沫。

4.煮排骨的同时,将玉米、山药、南瓜、土豆切块备用。

5.将煮好的排骨盛起,倒入电紫砂锅内继续炖。

6.大约炖 1 小时后,将山药、玉米、土豆、南瓜和红枣倒入其中(也可将南瓜和红枣稍后再放)。

7.当香味四溢(约 1 小时),加入少量盐调味后即可盛起。

温馨提示

1. 山药切片后需立即浸泡在盐水中,以防止氧化发黑。

2. 新鲜山药切开时会有黏液,极易滑刀伤手,可以先用清水加少许醋洗,这样可减少黏液。

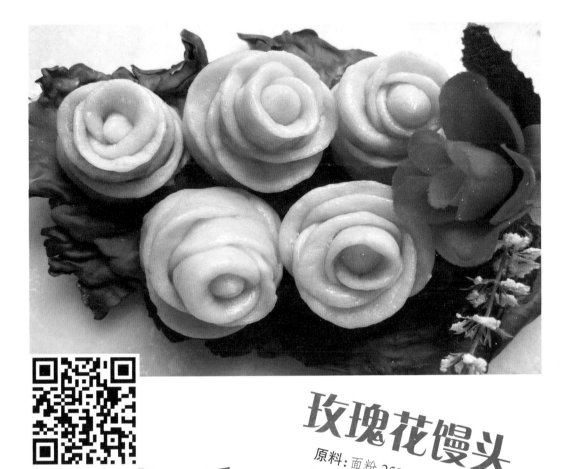

玫瑰花馒头

原料:面粉 250 克、南瓜泥 200 克。
配料:30℃温水 15 克、酵母 2.5 克

← 扫描二维码　学做排毒菜

做法

1.将酵母用温水完全融化,倒入面粉中,再倒入煮熟冷却的南瓜泥,用手将面团和致三光(面光、手光、盆光)。

2.将面团放在盆中,盖上一块湿布,放温暖处自然醒发 1~2 小时左右。

3.将发酵到 1.5 倍大的面团取出,在案板上撒上干面粉,将面团揉搓,排空气体。将面团先分成每个 60 克左右的中等面团。

4.再取一个 60 克的面团用手搓成 10 厘米左右的长条,切成 6 个小剂子,其中一个小剂子切的分量稍微少点,搓成橄榄状,用来做花心。将其余 5 个小剂子按扁,擀成厚约 0.3 厘米,直径 7 厘米的圆片,圆片的边最好擀薄点,将 5 片面片叠加。

5.用一根筷子在面片中央垂直压出一条中心线,然后将橄榄状面团放在最底下的面片上,将包裹着橄榄状面团往上卷,一直卷到卷光,然后用手指往中心掐入左右旋转拧断,收口朝下放即可。

6.将做好的玫瑰花馒头生胚码在蒸笼里,保持一定的间距,盖上盖子,再次醒上 10 分钟,然后将蒸笼放蒸架上开大火蒸 10 分钟,关火焖一两分钟即可。

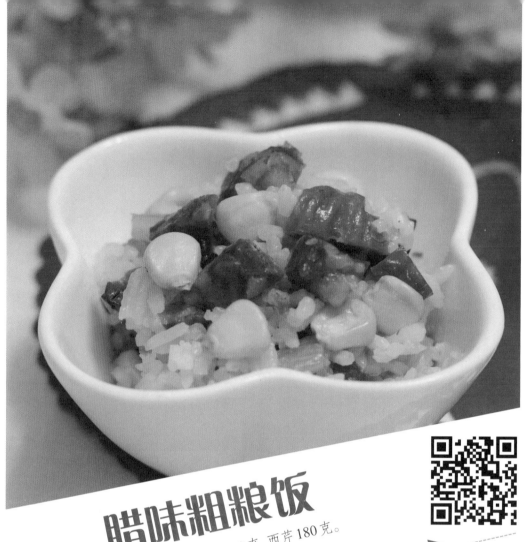

腊味粗粮饭

原料：香肠1根、玉米1根、板栗约220克、西芹180克。
调料：盐、熟芝麻、味精少许。

Ⅲ 扫描二维码　学做排毒菜

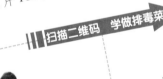
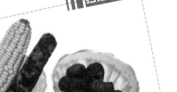

做法

1.准备好食材,香肠、玉米、板栗、西芹备用。

2.将板栗煮熟去皮,剥壳后切成粒;香肠、西芹洗净切粒;玉米洗净剥成粒备用。

3.米淘好后放入电饭煲,将所有切成粒的食材倒入后比平时煮饭时多放一些水;将电饭煲设置煮饭状态。

4.大约18分钟后,饭煮好了。

5.打开盖,用饭勺将饭全部打散后继续盖着焖10分钟;加少许精盐和味精提味,撒上少许熟白芝麻点缀后迅速起锅装盘即可。

温馨提示

1. 板栗切粒时不要切太小。

2.西芹可加可不加,换成青豆也特别好吃。

3. 饭蒸好后用勺子打散,会更好吃。

三、淤　血

典型表现:身体疼痛,手脚冰凉,女性表现为痛经和月经不调。

长期积累的结果:身体各器官功能低下,子宫肌瘤,子宫内膜异位症,不孕症。

食物解决方案:生姜、胡萝卜、红花、杏、肉桂、咸梅干。

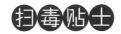

身上常有淤血,需要补充维生素K

在锻炼中,有的人稍微磕碰,身上就起青肿或淤血,并且久久不愈,这是身体缺乏维生素K的一个信号。维生素K是"止血功臣",缺乏它,会延迟血液凝固,严重者还会造成血液不能凝固。

花椰菜含维生素K十分丰富,每星期吃2～4次花椰菜能很好地缓解身上起青肿或淤血的情况,其次,芦笋和莴苣里也含有维生素K。常吃富含维生素K的食物,不仅可以强化血管壁的柔韧性,还可以杜绝青肿和淤血的发生。

女人皮肤不好需排除体内淤血

女人眼周的色素沉着,很多时候是子宫里有淤血的指证。这个现象在那些没做过流产手术人的身上也得到了验证:她们在月经期间的眼周,也会比平时发黑,因为子宫内膜的脱落也是一种损伤。所以,那些用遍粉底也遮掩不住"熊猫眼"的女人们,不能靠化妆,而是要化淤,要从身体入手,只有子宫或者说盆腔的淤血消失之后,黑眼圈才会逐渐消失。

女性养生保健专家指出和"黑眼圈"的病理同出一辙的是更加常见的痛经,乃至逐渐发展成的不孕,还有严重影响生活质量的"神经性头痛",这些都是女人的常见病,都是女人最容易出现淤血所致。女人瘀血或者因为虚,或者因为寒。

养生保健专家指出:治疗女人常见的疼痛乃至病症,要疏通。疏通就是化淤,这就离不开调经,因为月经是女人清除淤血的唯一途径。保持月经的正常,也是治疗女人各种疾病的前提,包括美容驻颜,也要从调经开始,调经也是化淤。

由此可见,保持女性月经通畅、规律的重要性,绝对不是仅仅保证了生育能力,而是女性身体的各项功能发挥正常的前提或者基础,其中就包括大家最关心的肤质及其他容颜问题。

体内废气 宿便 淤血 乳酸 酒毒 水毒 尿酸 坏胆固醇 内脏脂肪 浓稠血液 高血糖 自由基

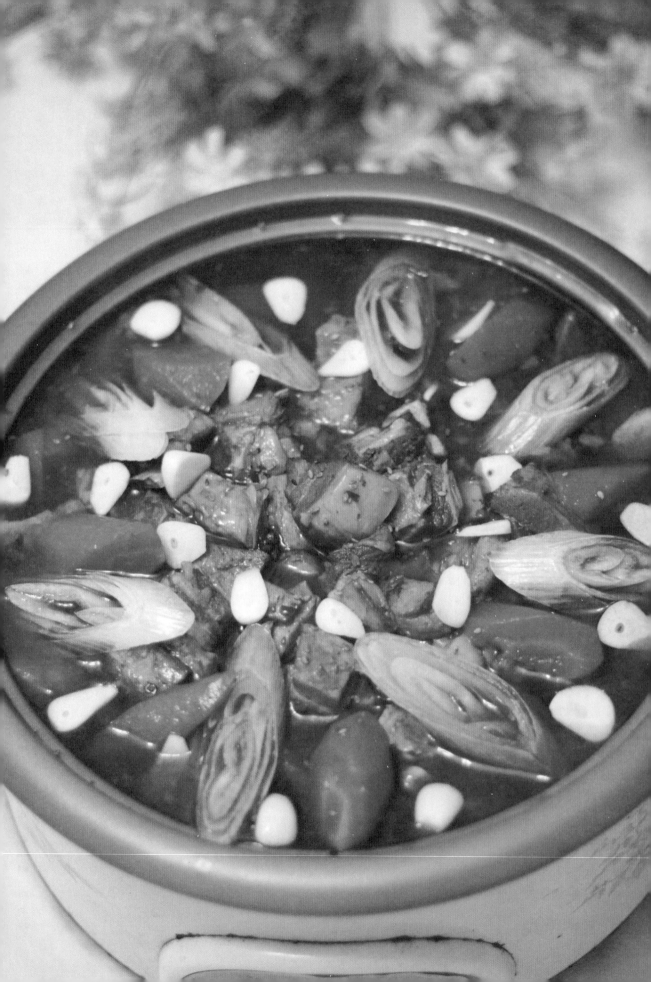

胡萝卜所含热量较少,纤维素较多,吃后易产生饱胀感,这些都有助于减肥。但它更能诱导人体自身产生干扰素,增加机体免疫力,并能抑制癌细胞的生长,对防癌、抗癌有重要作用。萝卜中的芥子油和精纤维可促进胃肠蠕动,有助于体内废物的排出。还含有大量的钾、磷、钙、铁、维生素K、维生素C等物质,这样就可以有效地提高血液质量、碱化血液并有利尿、溶石作用,对痛风患者十分有利。另外,红萝卜皮中所含有的红萝卜素即维生素A原,可促进血红素增加,提高血液浓度及血液质量,对治疗贫血有很大作用。

红枣养脾补益气血;枸杞补肾益精,养肝明目,补血安神,生津止渴,润肺止咳,治肝肾阴亏,腰膝酸软,头晕,目眩,目昏多泪,虚劳咳嗽,消渴,遗精;花生连红衣一起与红枣配合使用,既可补虚,又能止血,提升血小板,但血脂黏稠者不宜多加;红豆被李时珍称为"心之谷",赤入心,形似肾,可清心养神,健脾益肾;红糖性温、味甘、入脾,具有益气补血、健脾暖胃、缓中止痛、活血化淤的作用,能渐复正气,提高机体免疫力,并有助改善贫血,提升白细胞数量。

推荐 搜狐博客

【温补脾胃】

红萝卜羊排汤

扫毒菜谱

原料:羊排1000克、胡萝卜800克。

配料:大葱1根,大蒜、生姜、尖辣椒、香叶、豆蔻、草果、花椒适量。

调料:油、盐、豆瓣酱、老抽、白酒、熟芝麻适量。

扫描二维码　学做排毒菜

温馨提示

1. 羊排余水时一定要用冷水。

2. 高压锅的时间计算是从上汽后,气阀开始旋转时算起。

3. 如患有急性炎症、外感发热、热病初愈、皮肤溃疡等病都应忌食羊肉哦!

做法

1.羊排洗净,切块。

2.将羊排冷水入锅余水。

3.羊排余水时,将胡萝卜切滚刀块;大葱切成"马耳朵"形;水开后,撇去浮沫。

4.将羊排捞起沥水并冲去上面的浮沫。

5.生姜切片,准备好配料。

6.炒锅洗净置炉上,下油加热,准备一勺红油豆瓣。

7.放生姜、辣椒爆炒;加入红油豆瓣,炒出红油。

8.加入其他配料煸炒一会儿。

9.加入羊排,烹入白酒,煸炒出香味。

10.倒入高压锅内,上汽后压10~15分钟。

11.加入胡萝卜,加少量盐和酱油。

12.高压锅上汽立即关火焖3分钟,倒入火锅内,加入大葱,撒上大蒜瓣和熟芝麻即可。

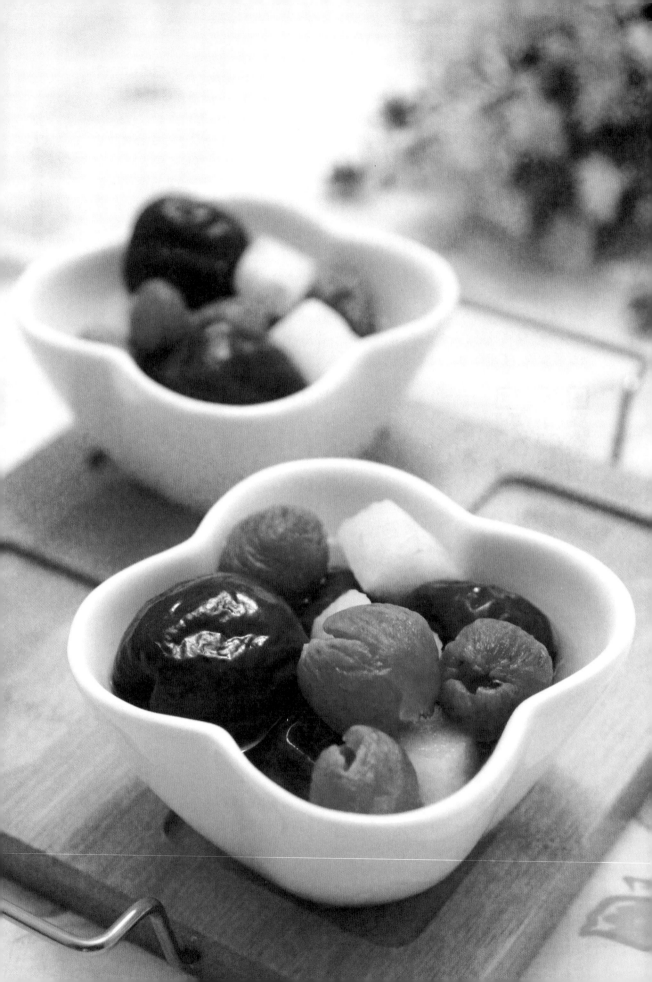

淤血体质的疗养

淤血体质主要症候是行血迟缓不畅,多半是因为情绪意志长期抑郁,或者久居寒冷地区,以及脏腑功能失调所造成,以身体较瘦的人为主。常见有头发易脱落、肤色暗沉、唇色暗紫、舌有紫色或淤斑、眼眶暗黑等症状,脉象细弱。此类型的人,有些明明年纪未到就已经出现老人斑,有些常有身上某部分疼痛的困扰,例如女性生理期容易痛经、男性身上都有淤青等,身上的疼痛症,往往由于活动少,而在夜晚更是加重。

饮食调补

谷物:大米、玉米、粳米为主,小麦、荞麦可少食(偏寒凉)。

肉蛋类:牛肉、猪肉、鸡肉等。

蔬菜:荠菜、香菜、胡萝卜、佛手、生姜、洋葱、大蒜、黑木耳、茄子、藕等。

水果:山楂、桃子、桃仁、龙眼肉、栗子、橘子、红枣。

少吃过辣、过甜、过于刺激性的食物和饮料、咖啡、浓茶,多吃蔬菜水果和清淡的食物。

养生方法

血淤体质者的病因与气血淤滞有关。气血一旦淤滞,既可能化寒,也可能化热,甚至痰淤相杂为患。养生根本之法在于活血化淤。最好能注意调整自身气血,吃一些活血类型的食物或补药,多做有利于心脏血脉的运动,调整自身心理状态,保持身体和心理的健康。

血淤体质之人在精神调养上,要注意培养乐观的情绪。精神愉快则气血和畅,血液流通,有利于血淤体质的改善。反之,此种体质者若陷入苦闷、忧郁情绪中则会加重血淤倾向。保持心情的舒适顺畅对血淤体质者的身体益处十分重要。

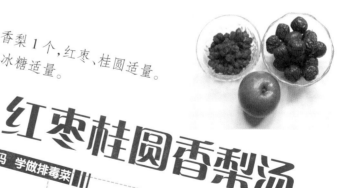

原料:香梨 1 个,红枣、桂圆适量。

配料:冰糖适量。

红枣桂圆香梨汤

扫描二维码 学做排毒菜

做法

1.将红枣、桂圆洗净备用。

2.将香梨去皮切成块备用。

3.将红枣放入电炖锅中炖煮30分钟。

4.加入桂圆和香梨再继续炖煮20分钟即可。

温馨提示

1.桂圆易熟,所以后放,口感更好。

2.炖煮时间因人而异,也可时间再久点,那样汤更好喝,果肉味道就差点。

四、乳　　酸

典型表现：身体沉重，肩膀和脖子酸痛，感到疲劳。

长期积累的结果：风湿病，神经痛，发生癌症的危险性增加。

食物解决方案：富含 B 族维生素的食物、醋、富含天冬氨酸的食物。

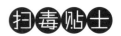

消除乳酸，预防慢性疲劳

乳酸是疲劳物质之一，是在肌体运动和保持体温而消耗热量的过程中产生的废弃物。另外，摄入过多热量而使代谢功能无法顺利进行时，也会产生大量乳酸，导致疲劳感。

乳酸过多会使本来呈弱碱性的细胞变成酸性，细胞的功能会被削弱，乳酸如果充斥于静脉中，会使得血液循环不顺畅，血液偏酸性，结果出现肩膀酸痛、腰酸、发冷、头痛及头重感等症状。如果再进一步发展的话，不仅细胞本身无法保持正常功能，引发风湿等疾病，还会造成神经痛。

身体沉重、肩膀和脖子酸痛、感到疲劳等，都是乳酸堆积的表现。

乳酸产生的过程

如果身体的能量代谢能正常进行，乳酸没有堆积，就不会引起种种障碍。在这里，我们首先简单地看看乳酸是如何在体内生成的。体内的热量代谢是分阶段进行的，控制乳酸生成的关键是枸橼酸循环。

我们吃下的食物，通过在细胞中进行枸橼酸循环的回路而变成能量。比如，米饭的糖分被唾液和胃液所分解，变成葡萄糖。葡萄糖被肠吸收后变成糖原，贮藏于肌肉和肝脏中，然后按照需要运送至各个器官燃烧，释放出热量。这一过程中会生成水和二氧化碳、丙酮酸。丙酮酸与氢结合后生成的就是乳酸。如果枸橼酸循环能顺利进行，血液中的乳酸等疲劳物质就会迅速消失。这样，血液的黏度也会降低，能够顺畅流动。

要完成这一循环回路，充分的氧和营养是十分必要的，尤其是 B 族维生素。人体在缺乏氧和 B 族维生素时，枸橼酸循环是无法顺利进行的，于是乳酸就会堆积，产生种种不适。为了消除疲劳和肌肉酸痛，就不能让产生的乳酸积累起来。那么怎样才能消除乳酸呢？

乳酸这种疲劳物质，在初期会引起肌肉酸痛和倦怠等症状。若长期对其置之不理，血液酸化，有可能发展成严重疾病。人在感到疲劳时，有时会选用缓解疲劳的药物。需要注意的是，化学药品只能缓解一时的疲劳，如果持续同样的活动，还会积聚疲劳物质。许多人利用睡懒觉来消除疲劳，其实这样往往会使乳酸在体内继续堆积。因此，正确的方法是适当运动身体，选择营养均衡而又清淡的饮食，加上高质量的睡眠。

减少乳酸的 3 类食物

1.富含 B 族维生素的食物——消除疲劳必不可少的营养素

B 族维生素在热量代谢和消除疲劳方面发挥着超群效力。糖类和脂质在转化成热量的时候，氨基酸会发挥酶的催化作用。而 B 族维生素对于发挥酶的功能来说，是必不可少的营养素。人在缺乏 B 族维生素时，体内会产生大量的疲劳物质乳酸，使本来健康的弱碱性的血液变成酸性，引起肩痛和身体酸乏等疲劳症状，甚至发展成生活习惯病。维生素 B_1 对于乳酸的分解是必不可少的，因此更应该注意不要让它缺乏。

猪肉富含维生素 B_1，含量约为牛肉的 10 倍，可谓活力食品。在里脊肉、五花肉和大腿肉中都含有维生素 B_1，但含量最多的是里脊肉。维生素 B_1 有易溶于水的性质，所以在烹调上推荐多采用蒸猪肉的方式。若添加大蒜和葱作为佐料，其中所含的蒜素更可促进维生素 B_1 的吸收。维生素 B_1 无法在体内合成，只有通过食物摄取。而对热量代谢中的糖代谢，它又是必不可少的重要维生素，特别是当主要热量来源依赖于糖类的时候，维生素 B_1 很容易产生不足，因此一定要注意及时补充。富含维生素 B_1 的食物主要有酵母、猪肉、豆类和粗杂粮。

2. 醋(枸橼酸)——使热量代谢更顺利

有些人累的时候喜欢吃醋泡菜，这是因为醋对于缓解疲劳很有效。醋中含有的有效成分枸橼酸，对于产生热量以及消除疲劳的枸橼酸循环顺利进行有重要促进作用。当人体血液为酸性时，除了会供氧不足，使身体疲劳感增加之外，还会作用于脑的延髓，使人容易兴奋或烦躁。枸橼酸可以改善致病的酸性血液，使之恢复碱性。枸橼酸还有分解乳酸的功能，对于因剧烈运动而引起的疲劳和肌肉痛，能有效消除。

3. 富含天冬氨酸的食物——促进新陈代谢,增强体力

天冬氨酸是氨基酸的一种，存在于芦笋、豆类、甘蔗、肉类等食品中，尤其在豆芽和芦笋等易发芽的植物中含量较多。天冬氨酸与热量代谢有关，能活化新陈代谢、除去乳酸等疲劳物质，还有增强体力、滋养强壮的效果，因此被广泛应用于许多抗疲劳口服液中。此外，它还参与氮的代谢，可将有害的氨排出体外，保护中枢神经系统。

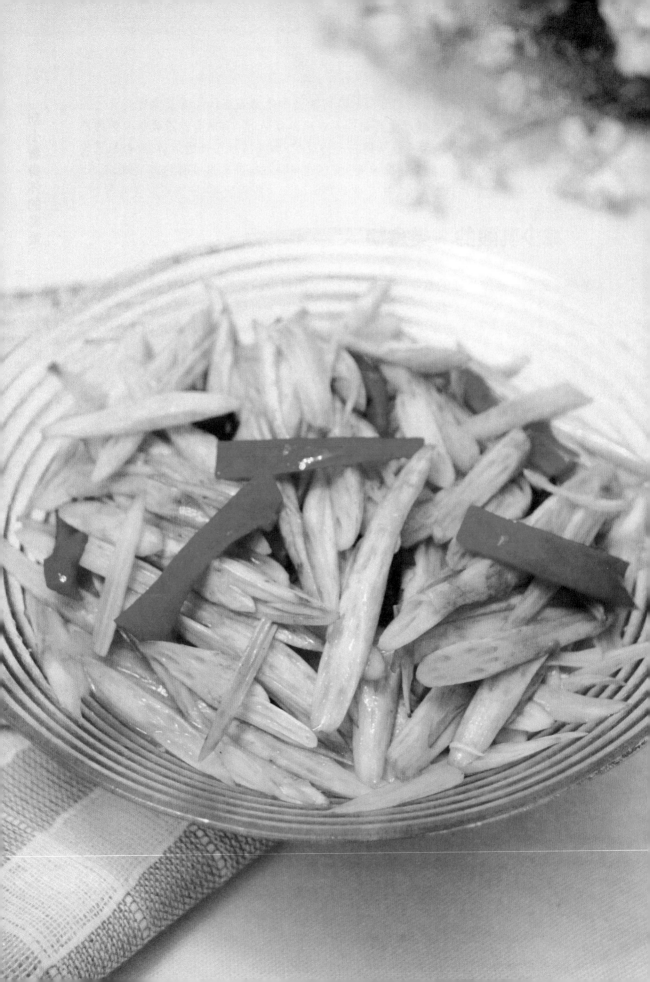

劳累时吃点醋有助分解乳酸抗疲劳

不常活动的人，突然劳动或运动过度，会肌肉酸痛。原因是劳动、运动使新陈代谢加快，肌肉里的乳酸增多。如果喝点醋，或在烹调食物时多加些醋，则能使体内积蓄的乳酸完全氧化，加快疲劳的消失。除了多吃点醋之外，吃些含有机酸类多的水果也有效。

藕带的营养成分

藕带，又名藕桩子，是最嫩的藕，微甜而脆，十分爽口，可生食也可做菜，而且药用价值相当高，是老幼妇孺、体弱多病者上好的食品和滋补佳珍。在清咸丰年间，莲藕就被钦定为御膳贡品了。

据测定，藕带含有多种营养素，如蔗糖、葡萄糖、蛋白质、多种维生素、多种矿物质等。在块茎类食物中，莲藕含铁量较高，故对缺铁性贫血的病人颇为适宜。莲藕含有大量的维生素C和食物纤维，对于肝病、便秘等一切有虚弱之症的人都十分有益。藕中含有丰富的维生素K，具有收缩血管和止血的作用。对于淤血、吐血、衄血、尿血、便血的人以及产妇极为适合。

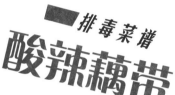

排毒菜谱

酸辣藕带

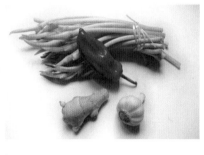

原料：藕带500克。

配料：红椒1个、干红尖椒、小米辣、姜、蒜适量。

调料：油、白醋、盐、白砂糖适量。

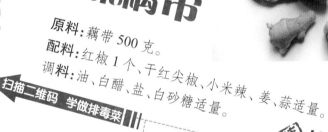

扫描二维码　学做排毒菜

温馨提示

1.切藕带时一定要斜切，有利于清洗小孔内的淤泥。

2.炒藕带时动作要快捷，否则炒老了影响口感。

3.挑选藕带时要选择外皮呈黄褐色且肥厚的，如果太白或发黑的，有异味的（药水泡过）则不宜食用。

4.不要使用鸡精、味精等调味料，以免影响了莲藕本身的清香味。

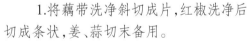

推荐搜狐博客 【3分钟快炒】

做法

1.将藕带洗净斜切成片，红椒洗净后切成条状，姜、蒜切末备用。

2.锅烧热，放少许油，下入干红尖椒和小米辣炒出辣味。

3.放入姜、蒜和红椒翻炒；放入藕带翻炒均匀。

4.锅内加入适量盐、白醋翻炒均匀后加入少量白糖提味，起锅装盘即可。

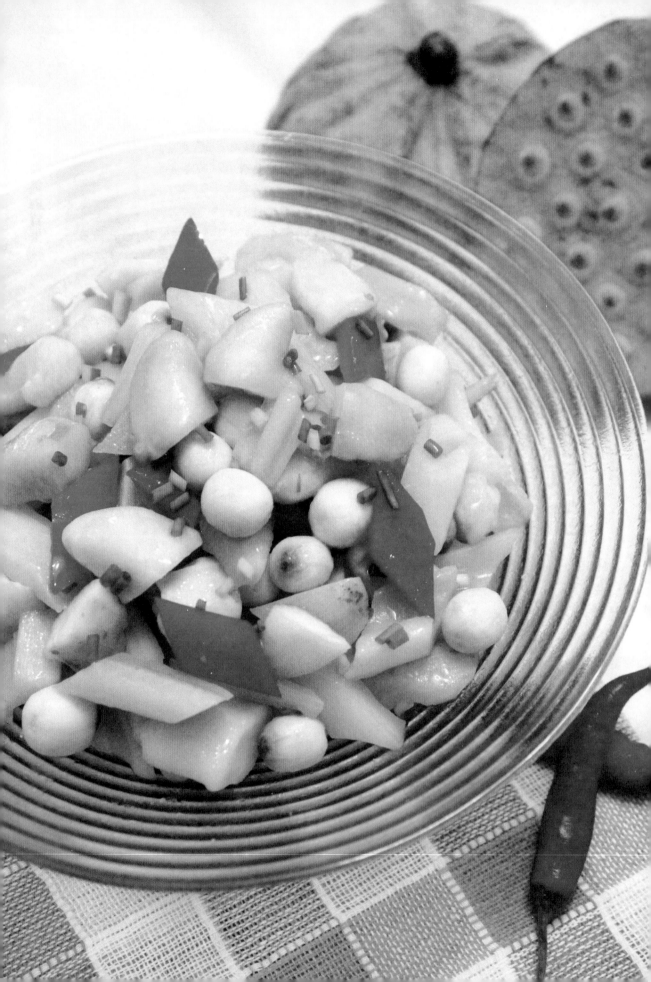

"荷塘三宝"的神奇功效

（1）莲藕含有淀粉、蛋白质、天门冬素、维生素C以及氧化酶成分。生吃鲜藕能清热解烦，解渴止呕；如将鲜藕压榨取汁，其功效更甚，煮熟的藕性味甘温，能健脾开胃，益血补心，故主补五脏，有消食、止渴、生肌的功效。

（2）莲蓬的莲房煮茶可预防糖尿病。晒干取出种子的莲蓬，可以熬汤加冰糖喝，味苦性涩湿，为散淤治带药，能治产后胎衣不下，莲子、莲心都是良好的中药。莲子甘涩性平，有补脾止泻，清心养神益肾的作用，常用来治疗心悸失眠等症。据本草纲目记载，莲子有治交心肾、厚肠胃、固精气、强筋骨、补虚损、利耳目、除寒湿等功能。可有补脾止泻，清心养神益肾的作用，并常用于治疗心悸失眠、止流鼻血等症。

（3）菱角，别名水栗、菱实，生食有清暑解热作用，熟食则有益气健脾功效。还能起到"醒脾、解酒、缓中"的用途。民间单方中还用它治疗癌症。据近代研究资料表明，菱实的醇浸水液有抗癌作用。菱角利尿、通乳、止消渴、解酒毒，且可健体，是减肥的辅助食品。菱角食用、外用均可，以辅助治疗小儿头疮、头面黄水疮等多种皮肤病。

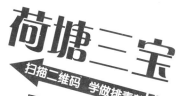

荷塘三宝
扫描二维码 学做排毒菜

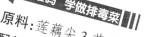

原料：莲藕尖3节、莲蓬2个、菱角500克。
配料：红椒、生姜、葱花少许。
调料：油、盐、鸡精少许。

做法

1.备好所需食材。

2.将莲藕切成菱形丁，莲蓬剥开备用。

3.将红椒切菱形丁，生姜切粒备用。

4.将锅中装入冷水，放菱角入内，在电磁炉上用大火烧开。

5.转小火煮约10分钟后，将菱角倒出过凉水，对半切开。

6.将菱角去壳后备用。

7.将锅放入电磁炉上，加少许油烧热后倒入生姜粒翻炒。

8.倒入红椒翻炒。

9.加入藕丁翻炒3分钟。

10.再依次加入莲蓬和煮好的菱角翻炒。

11.加入少量的盐和鸡精调味，起锅装盘。

温馨提示

1. 剥莲蓬时只需剥掉外面绿衣，里面的白膜和芯不用去掉的。

2. 如果觉得菱角皮自己不好去除，也可买剥好了的。

别小看身体的毒素

体内废气 宿便 淤血 乳酸 酒毒 水毒 尿酸 坏胆固醇 内脏脂肪 浓稠血液 高血糖 自由基

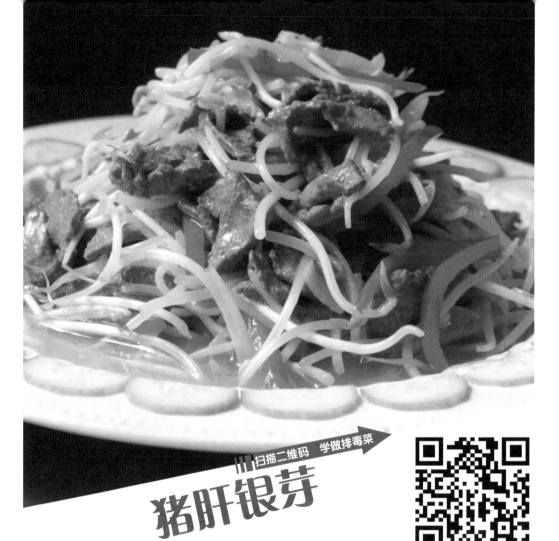

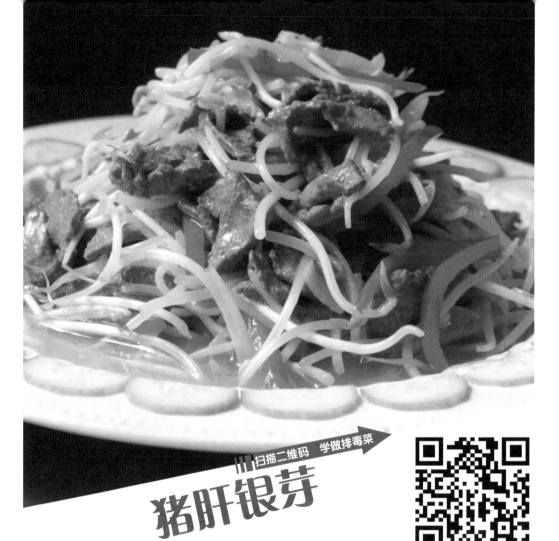扫描二维码 学做排毒菜

猪肝银芽

原料: 猪肝200克,绿豆芽200克

配料: 红椒、生姜少许。

调料: 郫县豆瓣一小勺,盐、醋、料酒、白糖、水淀粉少许。

做法

1.猪肝洗净,切成薄片,加少许盐、料酒和水淀粉拌匀备用;绿豆芽择去根洗净备用,姜切末。

2.锅内烧油,将猪肝滑油捞起。

3.锅内留少许油,放入生姜、豆瓣酱炒至出红油,放入红椒、豆芽,加少许盐。

4.放入猪肝,加少许醋、白糖提味,轻炒一会装盘。

温馨提示

1.肝是体内最大的毒物中转站和解毒器官,所以买回的鲜肝不要急于烹调,应把肝放在自来水龙头下冲洗10分钟,然后放在水中浸泡30分钟。

2.猪肝常有一种特殊的异味,烹制前,首先要用水将肝血洗净,然后剥去薄皮,放入盘中,加放适量牛乳浸泡,几分钟后,猪肝异味即可清除。

3.猪肝要现切现做,新鲜的猪肝切后放置时间一长汁液会流出,会损失养分。

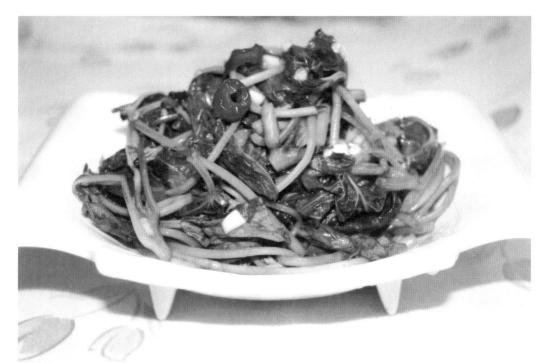

尖椒红薯尖

原料：红薯尖 500 克。

配料：红尖椒、蒜泥少许。

调料：油、盐、白糖、蒸鱼豉油少许。

扫描二维码　学做排毒菜

做法

1.将红薯尖择好、洗净、沥水后备用。

2.将大蒜头拍碎剁成蒜泥。

3.锅烧热，放入适量色拉油。

4.下入红尖椒和蒜泥炒香。

5.下入红薯尖爆炒。

6. 加入适量盐、蒸鱼豉油和白糖调味。

7.起锅装盘即可。

温馨提示

红薯尖也称长寿菜，一般人都适宜食用。

研究发现，红薯叶有提高免疫力、止血、降糖、解毒、防治夜盲症等保健功能。红薯叶可使肌肤变光滑，经常食用有预防便秘、保护视力的作用，还能保持皮肤细腻、延缓衰老。在蛋白质、脂肪、碳水化合物、热量、纤维、钙、磷、铁、胡萝卜素、维生素 C、维生素 B_1、维生素 B_2、烟酸等 13 项含量中，红薯叶均居于首位。

五、酒　毒

典型表现:面红耳赤,脸色苍白,心悸,头痛,目眩,恶心,呕吐。
长期积累的结果:酒精依赖症,酒精性肝炎,肝硬化。
食物解决方案:水、柿子、贝类、姜黄、芦荟、富含蛋白质的食物。

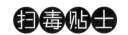

五花八门的醒酒法

(1)牛奶醒酒法。醉酒者可饮些牛奶,以便使蛋白凝固,保护胃黏膜,减少对酒精的吸收。

(2)豆腐解酒。饮酒多时,再加一个豆腐做下酒菜,可促进体内的乙醇迅速排出。

(3)皮蛋醒酒法。醉酒时,取1~2只皮蛋,蘸醋服食,可以醒酒。

(4)蛋清醒酒法。醉酒时取1~2只生鸡蛋清服下,可保护胃黏膜,并减少对酒精的吸收。

(5)柿子醒酒法。酒醉后,取几个鲜柿子,去皮食用,可以醒酒。

(6)米汤醒酒法。醉酒者可取浓米汤饮服,米汤中含有多糖类及B族维生素,有解毒醒酒之效,加入白糖饮用,疗效更好。

(7)绿豆醒酒法。取50克绿豆,10克甘草,加适量红糖煎服,可醒酒,如单用绿豆煎汤,亦有一定功效。

(8)茶叶醒酒法。醉酒后可饮浓茶,茶叶中的单宁酸能解除急性酒精中毒,咖啡碱、茶碱对呼吸抑制及昏睡现象有疗效。

(9)食盐解酒。饮酒过量,胸腹难受,可在白开水中加少许食盐饮用。

(10)糖水醒酒法。取适量白糖用开水冲服,有解酒、醒脑的作用。

(11)醋醒酒法。取50克米醋或陈醋,加25克红糖,3片生姜煎汤饮服,可减轻酒精对人体的损害。

(12)藕醒酒法。将鲜藕捣烂取汁饮服,对消除醉酒症状有一定的作用。

(13)海蜇醒酒法。取100克鲜海蜇,洗刷干净后加水煎汤饮服,可以醒酒。

(14)生梨醒酒法。吃几个梨或将梨去皮切片,浸入凉开水中10分钟,吃梨饮水,可解酒。

(15)萝卜醒酒法。将500克鲜萝卜捣碎取汁,1次饮服,或适量吃些生白萝卜,都可收醒酒之效。

(16)番薯醒酒法。醉酒后,可将生番薯切细,拌入白糖服食,即可解酒。

(17)甘蔗汁醒酒法。醉酒神志尚清醒者可自己嚼食甘蔗,严重者可榨出甘蔗汁灌服,能醒酒。

（18）橘汁醒酒法。酒后出现头晕,头痛,恶心呕吐,可吃几个橘子或饮用鲜橘即可醒酒。

（19）芹菜醒酒法。将适量芹菜挤汁饮服,可以醒酒,尤其可消除醉酒后的头疼脑胀,面部潮红等症状。

（20）大白菜解酒。大白菜洗净切丝,加食醋、白糖拌匀,淹渍10分钟食用,有解酒作用。

（21）杨桃醒酒法。醋渍杨桃1个,加水煎服,可用于醒酒。

（22）花露水醒酒法。洒数滴花露水在热毛巾上,轻轻擦试醉酒者的胸背、肘和太阳穴等处就可明显减轻其醉意。

（23）中药解酒。葛根30克,加水适量,煎汤饮服,解酒效果很好。

最理想的下酒菜

贝类营养均衡,在饮酒后和宿醉时食用,其解酒功能非常有效。以蚬贝为例,它的营养成分中的蛋白质含量可以与鸡蛋相提并论,而且,由于含有均衡的必需氨基酸,不会对肝脏造成负担,能够促使肝脏恢复功能。

芦荟是可以降低酒精分解后产生的有害物质乙醛在血液中的浓度。原因是带刺的绿色部分和其内部的胶质中所含的多糖体、糖蛋白等具有这一作用。在酸奶、冰淇淋、果冻等甜品中加入芦荟,去掉叶上的皮,将里面胶冻状的部分切碎食用。如果介意它的苦味,可以事先用糖水浸泡一下。

肉类和大豆中的胆碱以及海鲜中的牛磺酸等,能够预防肝脏中的酒精变成脂肪而蓄积。因此,含有均衡氨基酸的高蛋白食品,是当之无愧的最理想的下酒菜。

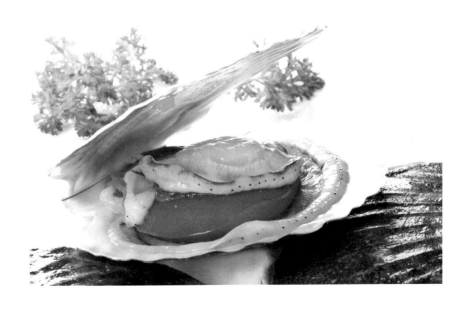

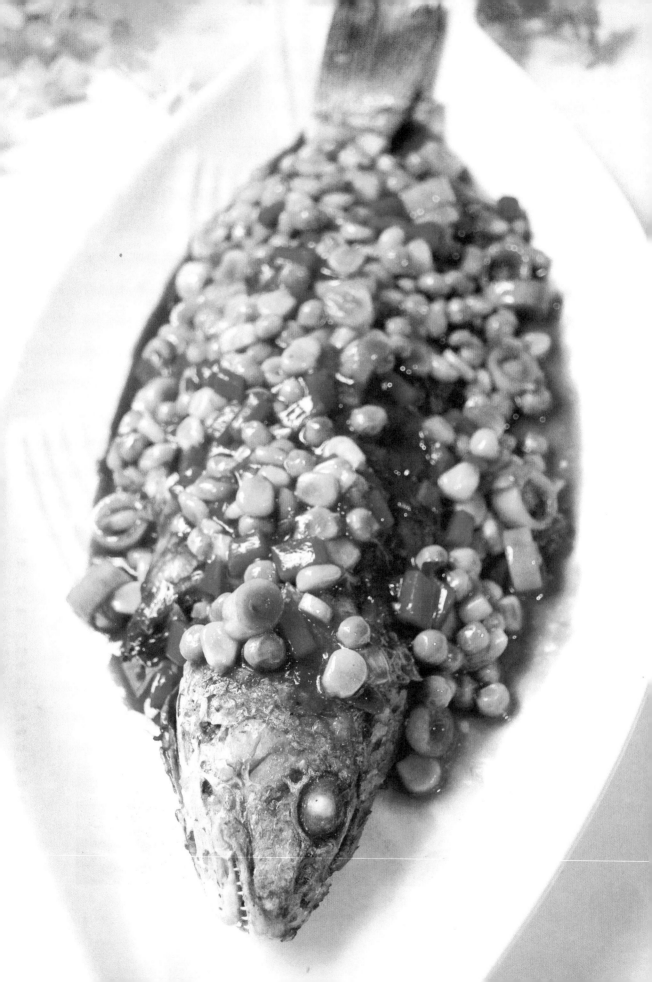

黄鱼:清除自由基

黄花鱼又名黄鱼,生于东海中,鱼头中有两颗坚硬的石头,叫鱼脑石,故又名石首鱼。鱼腹中的白色鱼鳔可作鱼胶,有止血之效,能防止出血性紫癜。

黄花鱼含有丰富的蛋白质、微量元素和维生素,对人体有很好的补益作用,对体质虚弱和中老年人来说,食用黄花鱼会收到很好的食疗效果。中医认为,黄花鱼有健脾升胃、安神止痢、益气填精之功效,对贫血、失眠、头晕、食欲不振及妇女产后体虚有良好疗效。

(1)黄鱼含有丰富的蛋白质、矿物质和维生素,对人体有很好的补益作用,对体质虚弱和中老年人来说,食用黄鱼会收到很好的食疗效果。

(2)黄鱼含有丰富的微量元素硒,能清除人体代谢产生的自由基,能延缓衰老,并对各种癌症有防治功效。

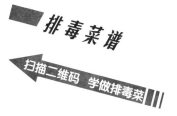

排毒菜谱

扫描二维码 学做排毒菜

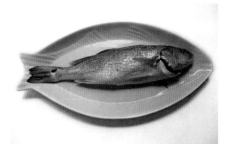

葱烧黄花鱼

原料:黄花鱼1条。
配料:大葱、青豆、胡萝卜、玉米粒、生姜适量。
调料:陈醋、生抽、蒸鱼豉油、料酒、水淀粉、白糖适量。

做法

1.将黄花鱼处理干净,打花刀,均匀地撒上少许盐腌渍半小时。

2.将大葱、胡萝卜洗净切粒,青豆、玉米粒洗净备用。

3.锅内烧油,油热后放入姜片炝锅,再放入腌好的黄花鱼。

4.将黄花鱼两面煎至金黄捞起沥油。

5.锅内烧水,水开后依次放入胡萝卜、青豆和玉米粒煮至断生。

6.另用陈醋、生抽、蒸鱼豉油、料酒和白糖调一碗调味汁备用。

7.将煮熟的胡萝卜、青豆和玉米粒捞起沥水。

8.将黄花鱼和调味汁及一小杯水倒入锅内用小火慢煨。

9.再倒入胡萝卜、青豆、玉米粒和大葱继续用小火慢煨。

10.烧至水差不多收干时起锅装盘即可。

温馨提示

1. 要想煎鱼不破皮,锅必须够热才成,油也要稍多些。

2. 醋可以稍多些,更能增加鱼肉的鲜美。

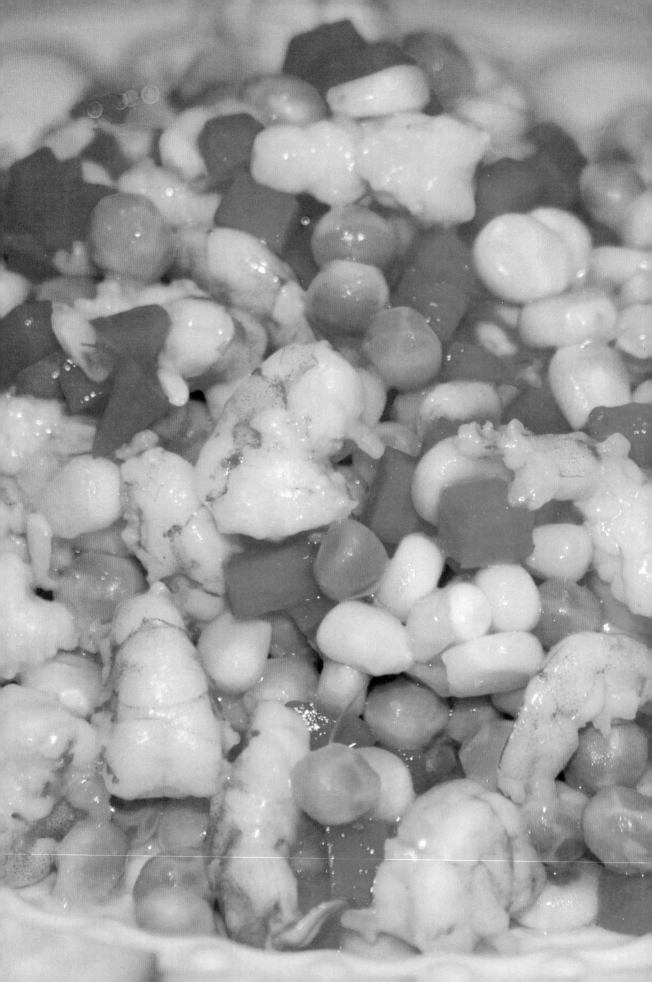

吃海鲜时不要喝啤酒

经常见到一些食客边吃海鲜边喝啤酒，津津有味，乐不可支。殊不知，痛风和胆结石、肾结石的危险就在眼前。

海鲜是高蛋白、低脂肪食物，含有嘌呤和苷酸两种成分；啤酒则含有维生素B_1，它是嘌呤和苷酸分解代谢的催化剂。

边吃海鲜边喝啤酒，造成嘌呤、苷酸与维生素B_1混合在一起，发生化学作用，会导致人体血液中的尿酸含量增加，破坏原来的平衡；尿酸不能及时排出体外，以钠盐的形式沉淀下来，容易形成结石或引发痛风。严重时，满身红疙瘩，痛痒不止，无法行走。真是"贪得一时口福，吞下难忍苦果"。

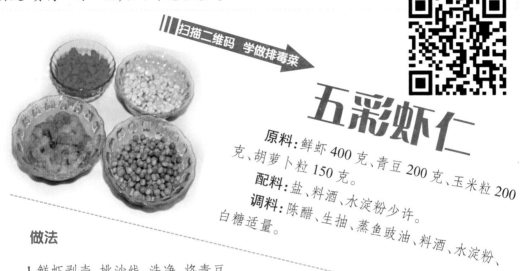

扫描二维码　学做排毒菜

五彩虾仁

原料：鲜虾 400 克、青豆 200 克、玉米粒 200克、胡萝卜粒 150 克。

配料：盐、料酒、水淀粉少许。

调料：陈醋、生抽、蒸鱼豉油、料酒、水淀粉、白糖适量。

做法

1.鲜虾剥壳、挑沙线、洗净，将青豆、玉米粒、胡萝卜粒洗净备用。

2.将洗净的虾改刀，每只一分为二。加少许盐、料酒和水淀粉码味。

3.锅内烧水，水开后倒入青豆和胡萝卜稍煮。锅内给少许油和盐。

4.待胡萝卜和青豆熟后放入玉米粒稍煮。

5.将煮熟的青豆、胡萝卜和玉米粒捞起并沥水。

6.锅内烧油，将码好味的虾仁倒入锅中滑油。

7.锅内留少许油，倒入青豆、胡萝卜和玉米粒稍炒后并倒入虾仁轻炒。

8.锅内加少许盐，水淀粉勾芡起锅装盘即可。

温馨提示

1.患过敏性鼻炎、支气管炎、反复发作性过敏性皮炎的老年人不宜吃虾，虾为发物，患有皮肤疥癣者忌食。

2.挑选虾时，新鲜的虾体表面有光泽，触之有糙手感，躯体有伸屈力，肌肉有弹性。河虾呈青色，海虾呈青色、白色或微红色。虾变质后，体表失去光泽，触之有黏滑感，色变红，虾体无伸屈力和弹性。

别小看身体的毒素

体内废气　宿便　瘀血　乳酸　酒毒　水毒　尿酸　坏胆固醇　内脏脂肪　浓稠血液　高血糖　自由基

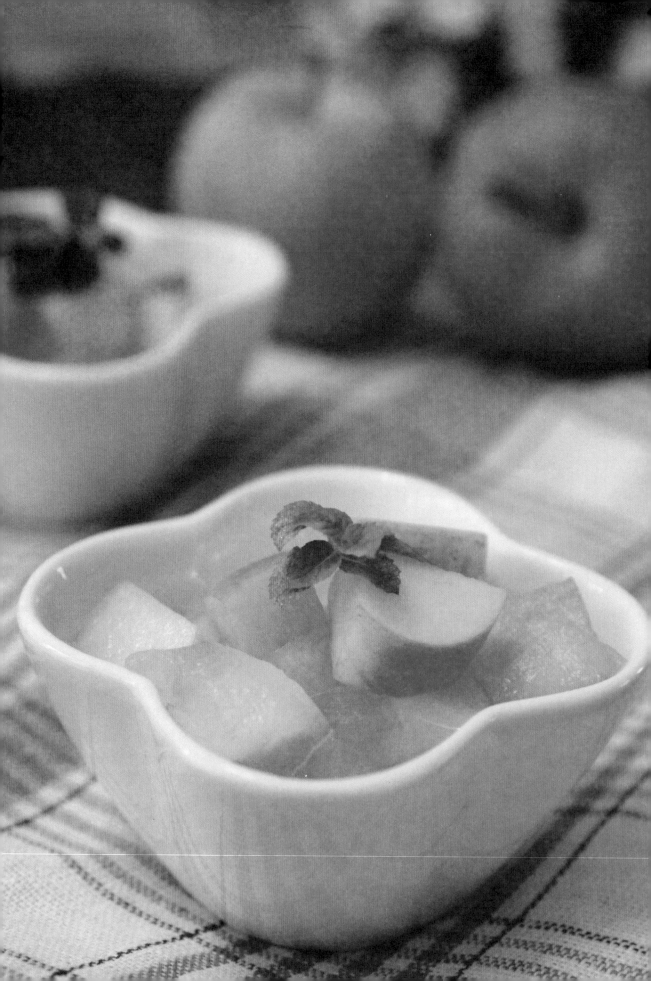

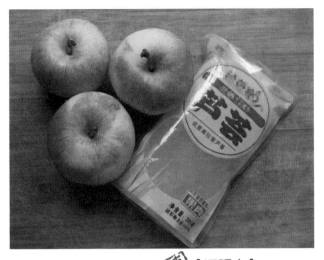

芦荟的解酒功效

要知道我们肝的处理能力是有限的,为什么有些人喝酒比较容易醉,是因为肝脏的排毒能力不够好。

首先是要按理想速度饮酒,不要超过肝的处理能力。肝分解酒精的速度是每小时约10毫升,酒中所含的纯酒精(乙醇)的量,可以通过酒瓶标签上标示的度数计算出来。

中医认为芦荟性苦寒,归肝、大肠经,有清肝、杀虫等功效,可用于热结便秘、肝经实火证者。而西方医学证实芦荟带刺的绿色部分和其内部的胶质中含有多糖体、糖蛋白等物质,能降低酒精分解后产生的有害物质乙醛在血液中的浓度。因此,在饮酒之前,如果喝些芦荟汁,对预防酒后头痛和恶心、脸红等症状很有效。

此外,芦荟中的苦味成分芦荟素有健胃作用,可治疗宿醉引起的反胃和恶心等。

【不开火】

苹果炖芦荟

原料:苹果3个、芦荟1袋。
调料:冰糖少许。

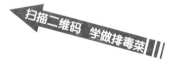

扫描二维码 学做排毒菜

做法

1.将苹果洗净切块,芦荟拆袋备用。

2.将电炖锅洗净,倒入苹果。

3.将芦荟倒入电炖锅内。

4.将芦荟和苹果稍稍搅拌均匀,并加入适量的水炖煮。

5.大约炖煮2小时后,加入适量的冰糖。

温馨提示

1.苹果不要去皮,洗苹果前可在淡盐水里稍泡下。

2.炖煮的时间因人而异,时间越长,苹果越黄,水更好喝。

3.冰糖用淡黄色的更好。

别小看身体的毒素

体内废气 宿便 淤血 乳酸 酒毒 水毒 尿酸 坏胆固醇 内脏脂肪 浓稠血液 高血糖 自由基

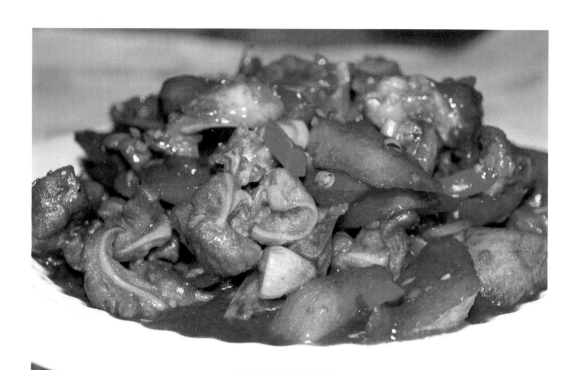

脆骨烧萝卜

原料：脆骨 300 克、白萝卜 1 个。

配料：八角 2 个、桂皮 1 个、香叶 2 片，生姜、红椒丁少许。

调料：生粉、面粉、盐、红尖椒、花椒、味精、熟白芝麻适量。

扫描二维码　学做排毒菜

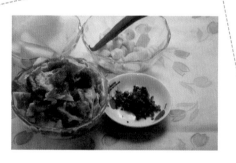

温馨提示

1. 脆骨要经过焯水，去掉浮沫才好吃。

2. 焯水后的脆骨要煸香再和别的食物一起烧。

做法

1.将脆骨洗净焯水，除去血水；萝卜切块、红椒切丁备用。

2.锅内加油，放入八角、桂皮、香叶、生姜炒香。

3.再放入脆骨炒约 3 分钟，加水炖煮，期间加入萝卜和调味料炖煮至熟即可。

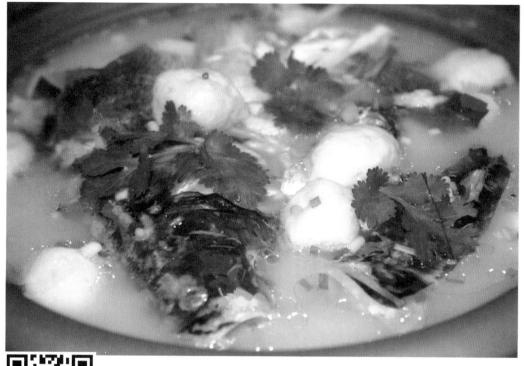

三鲜鱼头火锅

原料:胖头鱼头一个、鱼丸 800 克、山药 500 克、姜片数片。

调料:料酒、盐、香芝麻油、香菜、香葱少许。

扫描二维码　学做排毒菜 ‖‖

做法

1.锅内烧水。

2.水开后,倒入几片生姜和鱼头,加入料酒。

3.水开后倒掉,重新加水,将鱼头、鱼丸和山药一起加入。

4.鱼汤煮至奶白,撇去浮沫,加入少量盐调味,撒上香葱,点缀香菜,淋上几滴香油即可。

温馨提示

1.对于鱼头的处理,之前没有采用传统的煎、熥的方法,而是采用焯水的方法是为了更大程度地保留鱼的原味及更为科学健康。

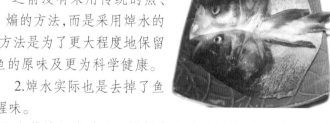

2.焯水实际也是去掉了鱼的腥味。

3.山药放入的时间可根据各自的喜好放,这里之所以将鱼头、鱼丸和山药一同放,是为了让三者更早地融合,这样才能真正品尝到三鲜的滋味。

六、水　　毒

典型表现:浮肿,眩晕,尿频,尿多。

长期积累的结果:鼻炎,过敏性皮炎,体重增加,关节痛,不出汗或多汗症。

食物解决方案:土豆、黄瓜、红豆、西瓜、鲤鱼、富含钾的食物。

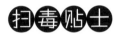

水毒引起的疾病

1.各种疼痛

神经痛、偏头痛、风湿痛、腰痛等疼痛,多多少少都与"水"和"寒凉"等原因有关。因此,泡热水澡、洗桑拿浴、温暖身体或发汗时,就能减轻疼痛。

2.过敏

现代医学中,从过敏的原因如螨、灰尘、牛奶、鱼肉、花粉等过敏原中寻找发病的根源。可是在吸入或食入这些过敏原的人当中,有许多人并未引起过敏。这是由于过敏原不是产生过敏的真正原因,而只不过是过敏的诱因而已。

一些常见的过敏性疾病的症状有过敏性结膜炎(流眼泪)、过敏性鼻炎(流鼻涕、打喷嚏)、哮喘、阿托匹性皮炎(出湿疹)等。可以发现,这些全是向体外排出水分的疾病。可见,过敏症状可以说就是"水毒"的一种。

3.疱疹

现代医学把口唇处出现的单纯疱疹(口炎)、沿着肋间神经或面部神经分布而发生的带状疱疹等病症的原因归咎于带状疱疹病毒。但是,实际上,这些都是体内排出多余水分的现象。因此,中医也认为它是"水毒"症的一种。西医认为:疱疹是由于消耗性疾病(如癌症)或身心疲劳导致免疫力低下时才发生的病症。而自然医学认为:这样的状态是身体要将体内多余的水分排出体外,升高体温,提高免疫力的状态。

4.梅尼埃综合征

具有剧烈的头晕、耳鸣,当这两种症状加重后还会引起呕吐的疾病被称为美尼尔综合征。这是由于耳的最深处控制平衡感的内耳中的淋巴液(水分)太多,扰乱了内耳的平衡感觉功能所致的状态。西医认为,疲劳和睡眠不足是引发梅尼埃综合征的原因。如果长期处于疲劳和睡眠不足的状态,人的排泄能力就会下降,特别是排尿状况变坏,由此引起体内多余水分的蓄积,产生水毒状态。由此可见,内耳引起的"水毒"

就是美尼尔综合征。当然,因为是水毒,美尼尔综合征多见于大量饮茶和水等清凉饮料的人。

5.青光眼

如果清洗眼中透镜——晶体的眼睛房水太多而导致眼压升高,就会引起青光眼。这种疾病常发生在那些白天大量饮水又不能充分发汗和排尿的排泄状态差的人。青光眼严重时,就会发生呕吐、眼深处疼痛甚至头痛。这也可以从"冷"、"水"、"痛"的三角关系中得到解释。

6.霉菌感染(手气或脚气)

西医认为霉菌感染是由称作白癣菌的霉菌引起的。霉菌只在湿气(水)重的地方产生。产生手脚癣的人一般是肆意摄取水分、爱出汗、手脚出汗(水)多的人。也就是说,出大汗(多汗症)也是"水毒"的一个症状。

7.房颤和心律不齐

心动过速与心律不齐时,在西医中常用心电图、便携式心电图、心动超声等仪器对心脏进行彻底的检查。但多数情况下找不到原因。

身体变凉或水毒存在时,通过呕吐、腹泻、流鼻涕、打喷嚏、发汗等方式,能排泄水分的人,会很快好转。但不能排泄者,体温就会上升,以处理多余的水分。

科学证明:感冒引起的发烧,体温每升高 1℃,脉搏数就增加 10 次,代谢也更加旺盛。身体内有"寒"与"水毒"时,身体自身就会升高体温,以使不良状况得到改善。因此脉搏就会加快,这是心动过速的表现。这种脉象与正常稍有偏差时,就会产生心律不齐。

如果心脏不好,在走路、进行运动或干活时,心脏负担增加,就会引起心动过速及心律不齐。可是,心动过速与心律不齐常常发生在心脏负担不存在的安静状态下。只看这点,可知心脏本身可能没什么毛病。其实,在运动和劳动时,由于体温上升,肌肉代谢消耗了水分,因而避免了心动过速。

同样,梅尼埃综合征也是,在步行、运动或劳动时不会发生,但常发生在睡觉或安静时。从这些现象,我们就很容易理解"水毒"这件事了。

如何确定中了水毒

看看下面的状况自己有几项符合,如果符合的项目越多,就证明你越有可能陷入"水毒"的状态。

(1)有眼袋、上舌面水分充足。

(2)有双下巴、胃部寒冷。

(3)用指敲击腹部有"咚咚"的回声。

(4)有小肚子、下身肥胖,腿粗。

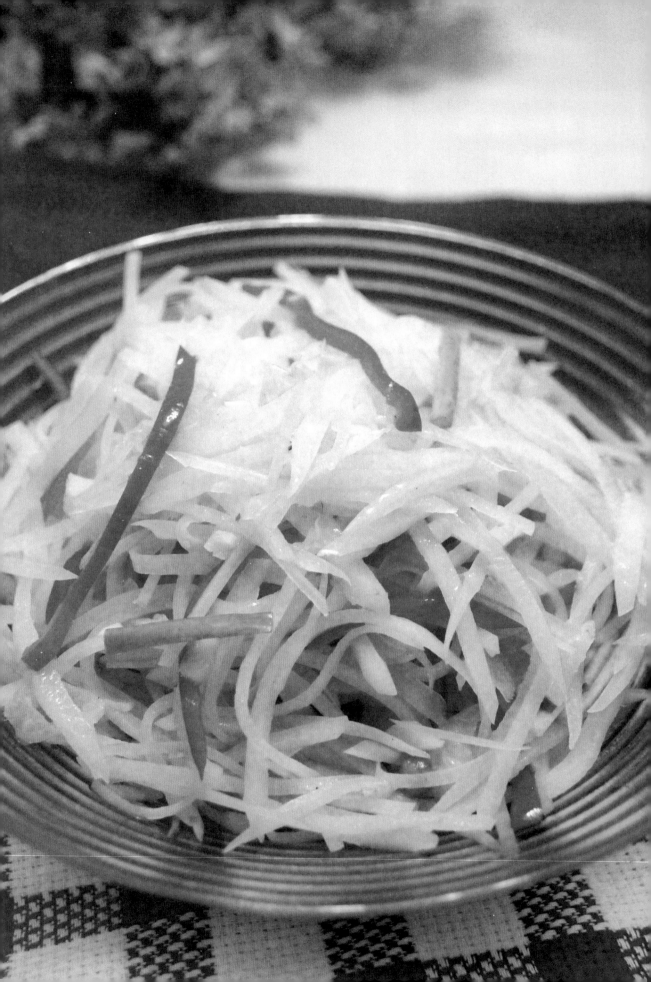

土豆：人类的第二面包

马铃薯的营养价值很高，含有丰富的维生素A和维生素C以及矿物质，优质淀粉含量约为16.5%，还含有大量木质素等，被誉为人类的"第二面包"。其所含的维生素是胡萝卜的2倍、大白菜的3倍、西红柿的4倍，维生素C的含量为蔬菜之最。专家们发现，在苏联、保加利亚、厄瓜多尔等国著名的长寿之乡里，人们的主食就是马铃薯。

中医认为马铃薯"性平味甘无毒，能健脾和胃，益气调中，缓急止痛，通利大便。对脾胃虚弱、消化不良、肠胃不和、脘腹作痛、大便不畅的患者效果显著"。现代研究证明，马铃薯对调解消化不良有特效，是胃病和心脏病患者的良药及优质保健品。马铃薯富有营养，是抗衰老的食物之一。

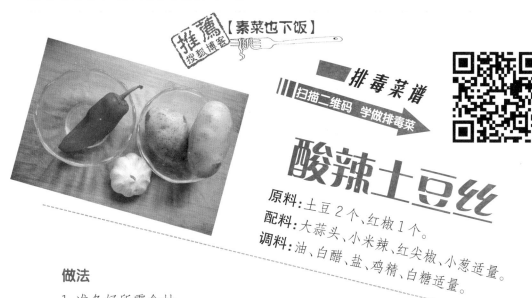

推荐 搜狐博客 【素菜也下饭】

排毒菜谱

扫描二维码 学做排毒菜

酸辣土豆丝

原料：土豆2个、红椒1个。

配料：大蒜头、小米辣、红尖椒、小葱适量。

调料：油、白醋、盐、鸡精、白糖适量。

做法

1.准备好所需食材。

2.将土豆去皮后切成粗细均等的细丝，用冷水浸泡备用。

3.将红椒切成丝备用。

4.将小葱切段备用。

5.将小米辣切碎备用。

6.锅中烧水时，将泡好的土豆丝用清水冲去土豆淀粉滤干备用。

7.待水烧开时，倒入滤好的土豆丝焯水。

8.再倒入红椒焯水。

9.锅洗净后，倒入少许油烧热，放入红尖椒煸炒。

10.锅中加入小米辣，大蒜粒煸炒。

11.加入焯好水的土豆丝翻炒，再加入白醋、盐、鸡精、白糖迅速翻炒。

12.加入葱段翻炒，迅速起锅装盘即可。

温馨提示

1.土豆丝炒之前一定要冲去淀粉，这样会使口感更脆。

2.小米辣是必不可少的配料，也可加点泡小米辣的水更好吃哦！

3.翻炒土豆丝时一定要迅速。

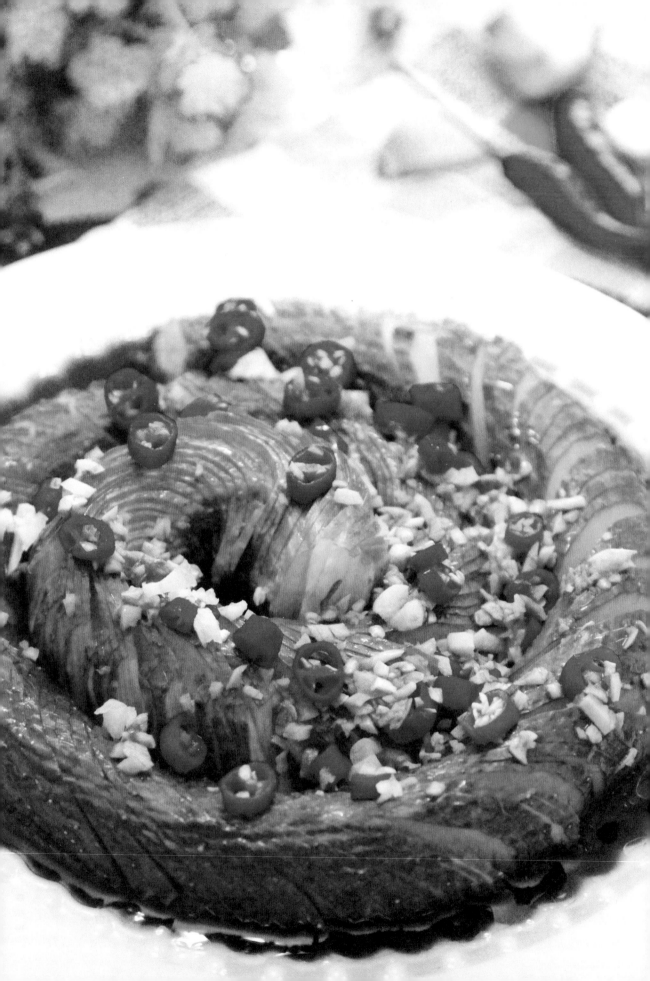

黄瓜:厨房里的美容剂

黄瓜种子含脂中油酸 58.49%、亚油酸 22.29%、棕榈酸 6.79%、硬脂酸 3.72%。

黄瓜可食部分达 92%,每 100 克含蛋白质 0.6 ~ 0.8 克,脂肪 0.2 克,碳水化合物 1.6 ~ 2.0 克,灰分 0.4 ~ 0.5 克,钙 15 ~ 19 毫克,黄瓜磷 29 ~ 33 毫克,铁 0.2~1.1 毫克,胡萝卜素 0.2 ~ 0.3 毫克,硫胺素 0.02 ~ 0.04 毫克,核黄素 0.04 ~ 0.4 毫克,尼克酸 0.2 ~ 0.3 毫克,维生素 C 4 ~ 11 毫克。此外,还含有葡萄糖、鼠李糖、半乳糖、甘露糖、木糖、果糖、咖啡酸、绿原酸、多种游离氨基酸以及挥发油、葫芦素、黄瓜酶等。

黄瓜是一味可以美容的瓜菜,被称为"厨房里的美容剂",经常食用或贴在皮肤上可有效地抗皮肤老化,减少皱纹的产生,并可防止唇炎、口角炎。黄瓜是很好的减肥品,有降血糖、抗癌、美白消斑的作用。《本草纲目》中记载,黄瓜有清热、解渴、利水、消肿之功效。

原料:黄瓜 2 根。

配料:大蒜头、红椒适量。

调料:油、醋、鱼露、白糖、味精适量。

扫描二维码 学做排毒菜 Ⅲ

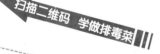

凉拌蓑衣黄瓜

做法

1.准备好所需食材,将黄瓜用盐水稍泡片刻后洗净备用。

2.用两根筷子夹住黄瓜斜刀切片。

3.将黄瓜小心翻面,再斜刀切片。

4.依次切好第二根黄瓜。

5.将切好的黄瓜小心摆放在盘中。

6.淋上预先准备的调味料即可。

温馨提示

1.黄瓜一定要带皮吃,才有脆脆的口感。

2.切黄瓜时要注意不能切断,用筷子的作用是不会将黄瓜切断。

3.将调味料用微波炉加热后淋在黄瓜上更易入味。

别小看身体的毒素

体内废气 宿便 瘀血 乳酸 酒毒 水毒 尿酸 坏胆固醇 内脏脂肪 浓稠血液 高血糖 自由基

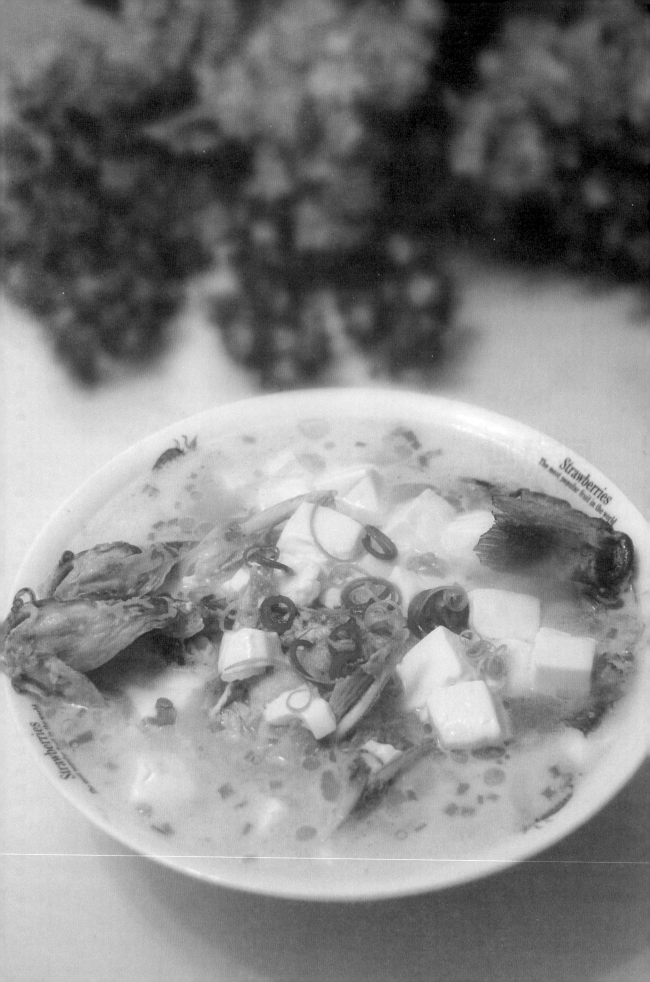

黄骨鱼的食疗作用

黄骨鱼,学名黄颡鱼,又叫黄辣丁,鱼肉为珍珠白色,肉质细嫩,烹饪时不易散,即使数次冷冻和解冻后仍肉质细嫩,味道如蟹肉般鲜美,风行于欧美国家的餐桌。

黄骨鱼不仅味道鲜美,适合大多数的烹调方式,而且营养丰富,鱼肉内含有二十几种人体所需的微量元素、维生素,具有高蛋白、低脂肪、低胆固醇的特点,鱼头鱼骨内还含有珍贵的"脑黄金"成分,能激活脑细胞,增强记忆力,减缓人体大脑老化。头骨汤滋补肝肾,延年益寿。

性味:性平,味甘。

归经:归脾、胃经。

功效:利小便,消水肿,发痘疹,醒酒。

宜:肝硬化腹水、肾炎水肿、脚气水肿以及营养不良性水肿者宜食;小儿痘疹初期宜食。

忌:据前人经验,因黄骨鱼为发物食品,故有痼疾宿病者,支气管哮喘、淋巴结核、癌肿、红斑狼疮以及顽固瘙痒性皮肤病患者忌食或谨慎食用。

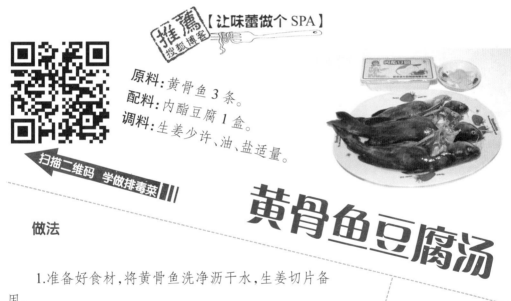

推荐 搜狐博客 【让味蕾做个SPA】

原料:黄骨鱼3条。

配料:内酯豆腐1盒。

调料:生姜少许、油、盐适量。

扫描二维码 学做排毒菜

黄骨鱼豆腐汤

做法

1.准备好食材,将黄骨鱼洗净沥干水,生姜切片备用。

2.锅内油烧热后将生姜和黄骨鱼倒入锅内走油。

3.鱼炸至金黄色时捞起,将油倒出后,放入冷水,将黄骨鱼冷水入锅煮。

4.趁煮鱼的时间将内酯豆腐切块备用。

5.将鱼汤煮至奶白色。

6.放入切好的内酯豆腐。

7.当鱼汤再次烧开时关火。

8.盛入汤碗即可。

温馨提示

1. 内酯豆腐不可切早了,否则豆腐内的水会溢出来。

2. 也可加入少许白胡椒提味。

别小看身体的毒素

体内废气 宿便 瘀血 乳酸 酒毒 水毒 尿酸 坏胆固醇 内脏脂肪 浓稠血液 高血糖 自由基

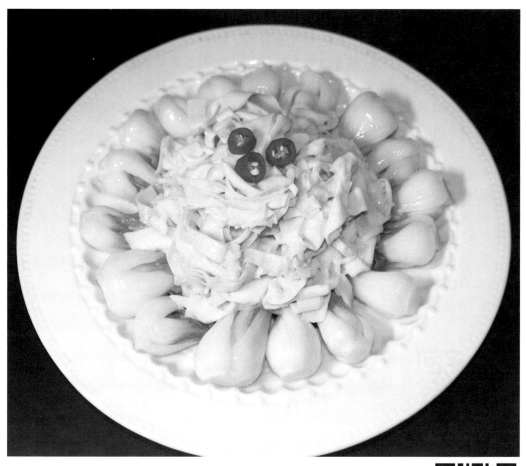

豆腐皮扒菜心

原料: 豆腐皮 200 克,油菜心 400 克。

调料: 盐 3 克,香油 5 克。

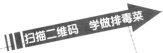
扫描二维码 学做排毒菜

做法

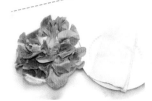

1.豆腐皮洗净切成片;菜心洗净,如果是大棵则一分为二。

2.锅内烧开水,加入少量的盐和色拉油,水开后,将白菜迅速焯水断生,捞起装盘。

3.锅内放少许油,将豆腐皮倒入锅内,放入盐快速翻炒一下,淋入香油,起锅装盘。

温馨提示

1. 白菜焯水时加入盐和油是为了让白菜能入味和保持青菜的本色。

2. 豆腐皮入油锅一定要迅速,否则是容易粘锅的。

七、尿　酸

典型表现:大脚趾根部肿胀、疼痛、口渴、尿频。
长期积累的结果:痛风、高尿酸血症、肾病、尿毒症。
食物解决方案:西红柿、矿泉水、黑色食品。

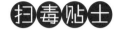

尿酸高应多喝水

　　高尿酸会给人体带来极大危害,人体内的尿酸有吃进身体里的,还有分解代谢来的。如果体内尿酸的生成量和排泄量不平衡就会导致尿酸高。要想改变,要多喝白开水,少饮酒,少喝肉汤、鱼汤、鸡汤、火锅汤等。同时要多吃碱性食物,少吃酸性食物,也可每天服用 3 片小苏打来碱化尿液。此外还要多吃蔬菜,有利于减少嘌呤摄入量,增加维生素 C 和纤维素的摄入。

　　(1)应供给足量的碳水化合物和脂肪。如对心肾无不利影响,应多饮水,以及一些利尿的降酸茶。

　　(2)烹调方法多用烩、煮、蒸、汆等,少用煎、炸、熬方法。食物应尽量易消化。

　　(3)多选用富含维生素 B_1 及维生素 C 的食物。可用食物:米、面、馒头、牛奶、鸡蛋、水果及各种植物油。

　　(4)蔬菜除龙须菜、芹菜、菜花、菠菜、香菜外,其他均可食用。

　　(5)禁用动物内脏、鱼子、沙丁鱼、牡蛎、小虾皮、鲭鱼、淡菜、蛤蜊、蟹、鱼、肉汤、鸡汤、豌豆、扁豆、蘑菇、各类海鲜等,各种强烈的调味品及加强神经兴奋的食物如酒、浓茶、辣味品等。

　　(6)保持理想体重,超重或肥胖就应该减轻体重。不过,减轻体重应循序渐进,否则容易导致酮症或痛风急性发作。

　　(7)碳水化合物可促进尿酸排出,患者可食用富含碳水化合物的米饭、面食等。

　　(8)蛋白质可根据体重,按照比例来摄取,1 千克体重应摄取 0.8~1 克的蛋白质,并以牛奶、鸡蛋为主。如果是瘦肉、鸡鸭肉等,应该煮沸后去汤食用,避免吃炖肉或卤肉。

　　(9)少吃脂肪,因脂肪可减少尿酸排出。痛风并发高血脂症者,脂肪摄取应控制在总热量的 20%~25% 以内。

　　(10)大量喝水,每日应该喝水 2000~3000 毫升,促进尿酸排除。少吃盐,每天应该限制在 2~5 克以内。

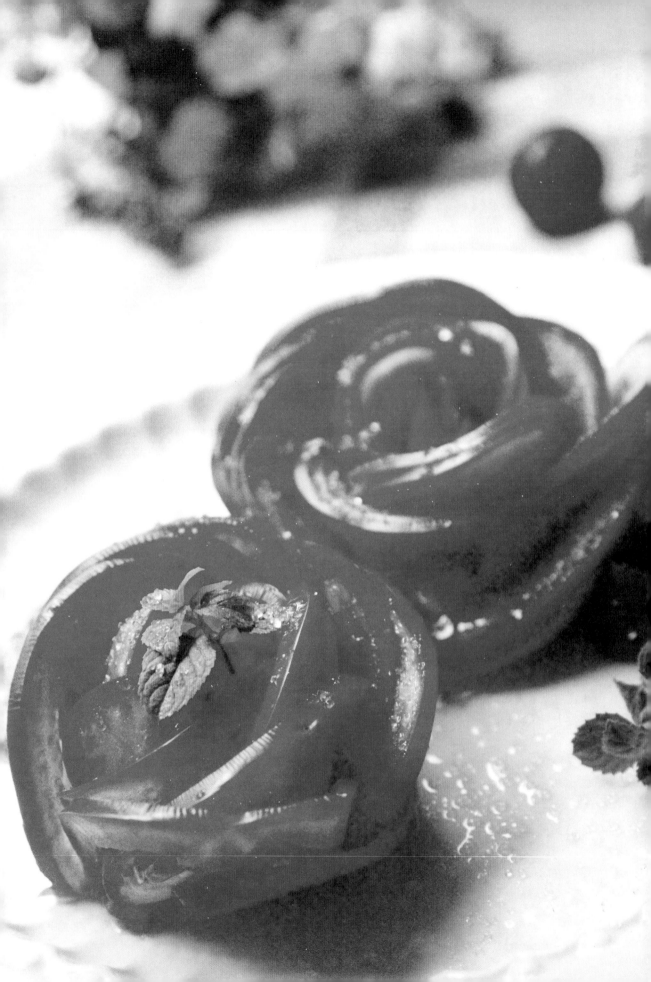

西红柿的食疗价值

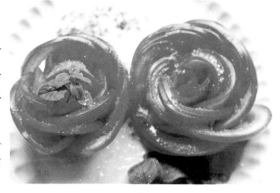

西红柿味甘、酸,性凉,微寒。能清热止渴,养阴,凉血,归肝、胃、肺经。具有生津止渴、健胃消食、清热解毒、凉血平肝、补血养血和增进食欲的功效。

(1)治皮肤病。将鲜熟西红柿去皮和籽后捣烂敷患处,每日 2 ~ 3 次,可治真菌、感染性皮肤病。

(2)防癌。西红柿不仅营养丰富,且具有较强的清热解毒、抑制病变功效,坚持每天生食 1 ~ 2 个鲜熟的西红柿,可起到防癌和辅助治疗癌症的作用。

(3)治高血压。每天早晨选 1 ~ 2 个鲜熟西红柿空腹蘸白糖吃,降血压效果明显。

(4)治贫血。将西红柿、苹果各 1 个,芝麻 15 克,一次吃完,每日吃 1 ~ 2 次,长期坚持,可治贫血。

(5)防中暑。将 1 ~ 2 个西红柿切片,加盐或糖少许,熬汤热饮,可防中暑。

(6)退高烧。将西红柿汁和西瓜汁各半杯混合饮用,每小时饮 1 次,可退高烧。

(7)治牙龈出血。将西红柿洗净当水果吃,连吃半个月,即可治愈牙龈出血。

(8)治口渴、食欲不振。新鲜西红柿适量,洗净生吃,或使用开水洗烫加白糖更佳。

(9)治夜盲症。将鲜西红柿250 克与猪肝 60 克烧菜吃,有治疗夜盲症作用。猪肝和西红柿都含有维生素 A,对治疗夜盲症有很好疗效。

(10)治疗口疮。将西红柿汁含在口中,每次 5 ~ 6 分钟,一天数次,可治口疮。

排毒菜谱

糖渍西红柿花

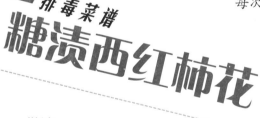

【零厨艺道场】
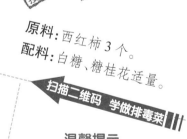

推荐 搜狐博客

原料:西红柿 3 个。
配料:白糖、糖桂花适量。

扫描二维码 学做排毒菜

做法

1.将西红柿洗净备用。

2.用刀切去蒂部。

3.将西红柿切片。

4.将切好的西红柿摆放在盘中,摆成花状。

5.撒上适量白糖。

6.放冰箱冷藏半小时,舀上一勺糖桂花蘸着吃,沁人心脾。

温馨提示

1.切片时要均匀,否则影响摆放时的花型。

2.也可直接用糖桂花拌匀吃。

剁椒黑木耳

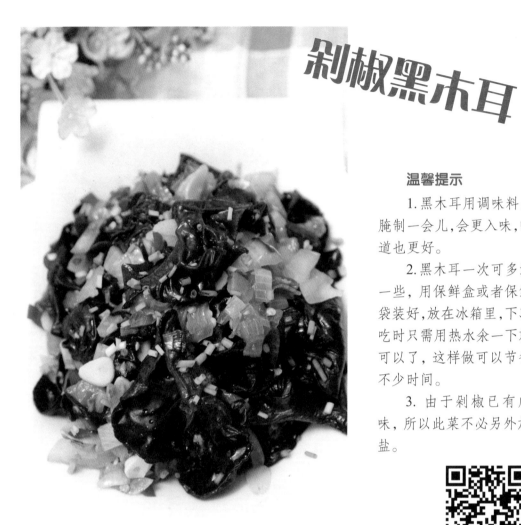

温馨提示

1.黑木耳用调味料多腌制一会儿,会更入味,味道也更好。

2.黑木耳一次可多泡一些,用保鲜盒或者保鲜袋装好,放在冰箱里,下次吃时只需用热水汆一下就可以了,这样做可以节省不少时间。

3.由于剁椒已有咸味,所以此菜不必另外放盐。

原料:黑木耳。

配料:香菜、剁辣椒。

调料:白糖、白胡椒粉、香醋、香麻油适量。

扫描二维码 学做排毒菜

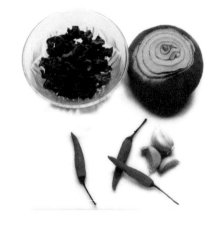

做法

1.木耳用温水泡发。择去杂质,洗净撕成小朵。

2.香菜洗净切段备用。

3.将木耳放入大碗中,加剁辣椒、白糖、白胡椒粉拌匀。

4.最后加香菜段即可。

八、坏胆固醇

典型表现：初期没有自觉症状，出现黄色瘤（淡黄色的脂肪肿块）时可能已发展成为重症。

长期积累的结果：动脉硬化，心绞痛，心肌梗死，脑梗死，血栓闭塞性脉管炎，胆结石。

食物解决方案：芝麻、绿茶、干香菇、柑橘类、黄豆、坚果类、海带、紫菜、橄榄油。

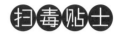

坏胆固醇威胁"四高"人群

研究显示，假若人体的胆固醇水平控制不佳，体内过多的低密度脂蛋白胆固醇（"坏"胆固醇）会沉积在动脉壁上，形成小米粥样的斑块，这被形象地称为动脉粥样硬化。这些斑块日积月累，经过几十年的沉积，会使动脉变得更窄，血流减少，其中不稳定的斑块随时会破裂、脱落，造成动脉阻塞，逐渐引发中风、冠心病和心梗。更可怕的是，从"坏胆固醇"到心脑血管病的全过程进展非常缓慢，患者往往没有症状，一旦发生心梗和中风，却会在几分钟之内夺去人的生命。

在所有人群中，高血压、糖尿病、冠心病、中风病人是受"坏胆固醇"升高威胁最严重的四大高危人群。有资料显示：高血压和动脉粥样硬化之间存在互相加重、互相促进的关系，即高血压可加速动脉粥样硬化，而动脉粥样硬化也进一步升高血压；冠心病患者 10 年内死于心梗或出现缺血性心血管病事件的危险超过 20%；而糖尿病患者发生心梗、中风的风险，和已经患有冠心病的人是同等的；中风患者复发缺血性卒中的风险和死亡率更高，30 天内复发率可高达 18.5%，1 年内复发率约 20%。研究显示，在没有其他任何危险因素的情况下，单单"坏胆固醇"水平一项升高，就会引起动脉粥样硬化，进而导致冠心病、心梗、中风等严重问题。让人担心的是，人体内"坏胆固醇"的升高常常没有任何的症状，这也是为什么很多患者直到因病入院时都还蒙在鼓里，不知道问题到底出在哪里。

2009 年在欧洲心血管病学年会上报告的一项分析结果显示："坏胆固醇"水平是预测未来心脑血管事件如心肌梗死和中风的最佳预测指标。患有冠心病、高血压、糖尿病、中风等疾病的高危人群最好每 3~6 个月就检测一次血脂，而具有危险因素的如男性超过 45 岁、女性绝经后、抽烟、肥胖、家族史等的人群就应该警惕起来，每半年到 1 年做一次血脂检测。

体内废气　宿便　淤血　乳酸　酒毒　水毒　尿酸　坏胆固醇　内脏脂肪　浓稠血液　高血糖　自由基

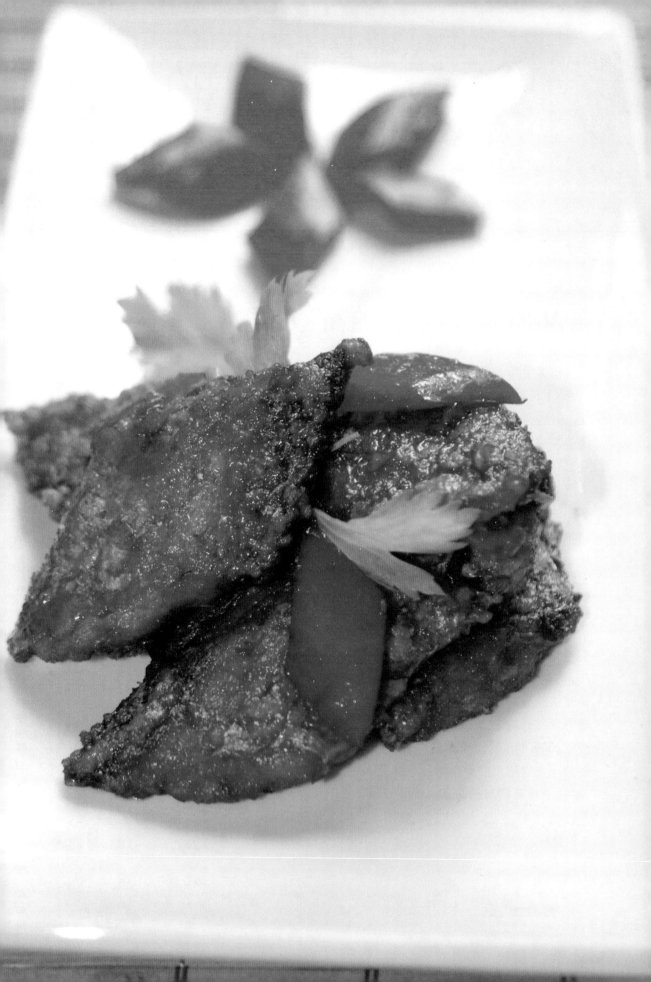

多吃带鱼，有助降低胆固醇

　　带鱼含有不饱和脂肪酸，具有降低胆固醇的功效。带鱼含有卵磷脂，可减少细胞的死亡率，能使大脑延缓衰老，被誉为能使人返老还童的魔力食品。

　　带鱼全身的鳞和银白色油脂层中还含有一种抗癌成分6-硫代鸟嘌呤，对辅助治疗白血病、胃癌、淋巴肿瘤等有益。经常食用带鱼，具有补益五脏的功效。带鱼含有丰富的镁元素，对心血管系统有很好的保护作用，有利于预防高血压、心肌梗死等心血管疾病。带鱼具有一定的药用价值。医学及水产药用书籍记载，带鱼有养肝、祛风、止血等功能，对治疗出血、疮、痈肿等疾有良效。带鱼鳞是制造解热息痛片和抗肿瘤的药物原料。适宜久病体虚、血虚头晕、气短乏力、食少羸瘦、营养不良之人食用。中医认为它能和中开胃、暖胃补虚，还有润泽肌肤、美容的功效。

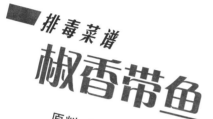

排毒菜谱
椒香带鱼

原料：带鱼 3 条。
配料：鲜红椒、姜片、葱节少许。
调料：盐、料酒、淀粉、吉士粉、白糖、香醋、生抽、蒸鱼豉油、花椒油适量。

扫描二维码　学做排毒菜

做法

　　1.将带鱼去头、尾、内脏，洗净，剁成 5 厘米左右的段，用料酒和少许盐略腌。

　　2.锅内烧油，将沥干水分的带鱼均匀拍上淀粉。

　　3.下锅前再拍上一层略薄的吉士粉增香。

　　4.油温烧到八成时，下带鱼，用锅铲轻推。

　　5.将带鱼炸至两面金黄时捞起沥油。

　　6.锅内留少许油，下姜片、红椒炝锅。

　　7.将事先调好的调味汁倒入(白糖、香醋、生抽、蒸鱼豉油、料酒)，略加一点水。

　　8.将炸好的带鱼倒入调味汁，加入葱节，收干后烹入花椒油迅速起锅。

温馨提示

　　1.新鲜带鱼为银灰色，且有光泽；但有些带鱼却在银白光泽上附着一层黄色的物质。这是因为带鱼是一种脂肪较高的鱼，当保管不好时，鱼体表面脂肪因大量接触空气而加速氧化，氧化的产物就是使鱼体表面产生了黄色。

　　2.购买带鱼时，尽量不要买带黄色的带鱼，如果买了，要及时食用，否则鱼会很快腐烂发臭。

别小看身体的毒素

体内废气　宿便　淤血　乳酸　酒毒　水毒　尿酸　坏胆固醇　内脏脂肪　浓稠血液　高血糖　自由基

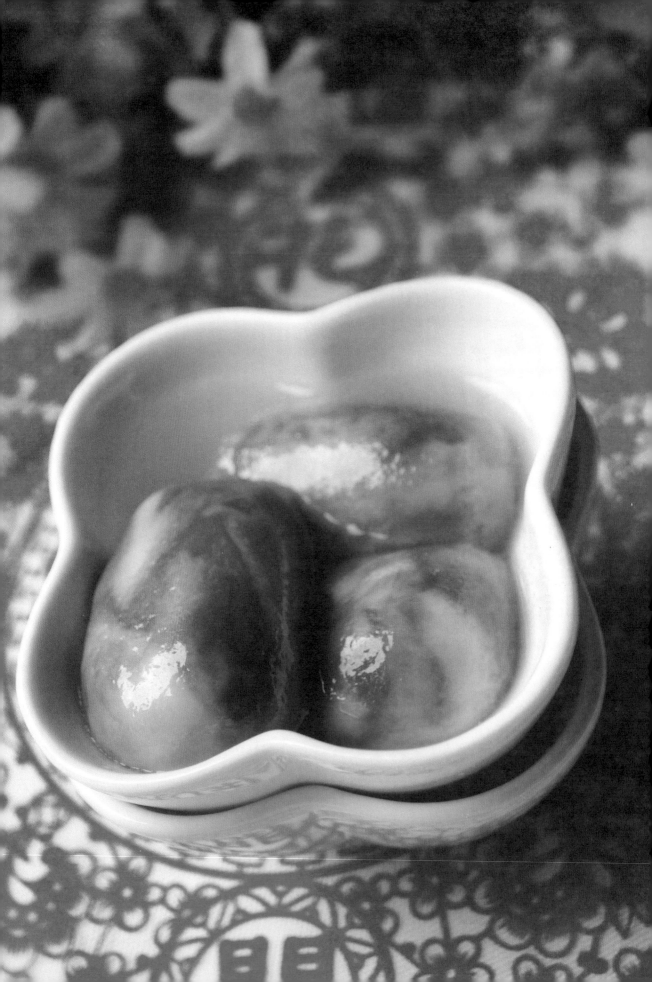

绿茶和黑芝麻，可降胆固醇

绿茶中的茶多酚对人体脂肪代谢有着重要作用。人体的胆固醇、甘油三脂等含量高，血管内壁脂肪沉积，血管平滑肌细胞增生后形成动脉粥样化斑块等心血管疾病。茶多酚，尤其是茶多酚中的表儿茶素没食子酸酯和表没食儿茶素及其氧化产物茶黄素等，有助于使这种斑状增生受到抑制，使形成血凝黏度增强的纤维蛋白原降低，凝血变清，从而抑制动脉粥样硬化。

黑芝麻在补肾、乌发方面是有口皆碑。其实，黑芝麻还能清除血管胆固醇，维持血管弹性，预防动脉粥样硬化。这主要是归功于黑芝麻含有的不饱和脂肪酸，它能够降低胆固醇总量和低密度胆固醇，从而保护心血管的健康。此外，黑芝麻含有的卵磷脂也是分解、降低胆固醇的中坚力量。

扫描二维码 学做排毒菜

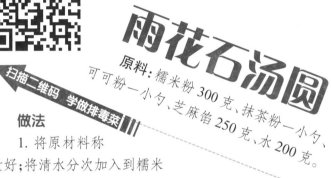

雨花石汤圆

原料： 糯米粉300克、抹茶粉一小勺、可可粉一小勺、芝麻馅250克、水200克。

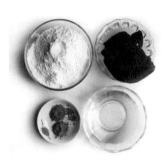

做法

1. 将原材料称量好；将清水分次加入到糯米粉中，用手拌开揉匀成糯米团。

2. 取其中60克面团按扁。

3. 锅内烧水，水开后放入按扁后的糯米团。

4. 煮至面团浮起，将面团捞起。

5. 将煮熟的面团和生面团放在一起揉匀。

6. 取1/4面团放入抹茶粉；将面团揉匀。

7. 另取1/4面团，按同样方法放入可可粉揉匀。

8. 将3种面团搓成条，放在一起；用手将面团搓成麻花状。

9. 将搓成麻花状的面条对折，再搓成麻花状，再对折，反复2~3次。

10. 将混色后的面条搓成条状。

11. 均匀地分割成剂子再搓圆。

12. 将芝麻馅分割成数量相同的剂子再搓圆。

13. 将糯米粉剂子捏成窝状，中间放入芝麻馅剂子。

14. 将所有的汤圆做好，捏成雨花石状。

15. 锅内烧水，将汤圆下入煮熟捞起装盘即可。

温馨提示

1. 下入清水时一定要分次慢慢增加，否则不易掌握干湿度。

2. 生、熟面团混合可增加面团韧性，包馅时不易裂开。

3. 混色时对折的次数不易太多，否则花纹太杂乱不美观。

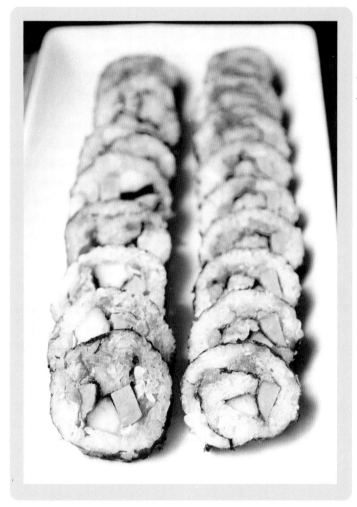

紫菜包饭

原料：米饭、黄瓜、胡萝卜、韩式泡菜、鸡蛋、火腿、杏仁、烤紫菜适量。

调料：白醋、糖、盐。

温馨提示

1. 摊蛋饼时要抹油，用小火，否则易糊。

2. 铺米饭时旁边可准备一碗凉白开或矿泉水，用来蘸水或勺子用，这样，米饭就不会沾手啦。

3. 吃时也可配上甜辣酱。

做法

1. 将刚出锅的米饭趁热加入适量的醋、糖、盐拌匀备用。

2. 将鸡蛋打散，摊成蛋饼。

3. 将黄瓜、胡萝卜、韩式泡菜、做好的鸡蛋饼以及火腿全部切丝，将杏仁用擀面杖压碎（不要太碎，这样口感上会层次分明）。

4. 取竹帘，放上一片烤紫菜，再放上米饭，用蘸水的大勺子，或者直接用蘸水的手将米饭均匀地压实在紫菜上，在不靠近自己的那一头留1厘米的边黏合用，并刷上寿司酱油。

5. 在靠自己的这一头，铺上黄瓜、胡萝卜、韩式泡菜、鸡蛋、火腿条，撒上杏仁碎。

6. 将竹帘卷起，然后，一手继续卷，一边卷一边用除大拇指外的四指扣紧卷起的竹帘往自己的方向拉，另一只手拉住竹帘不靠近自己的那一头，往与前只手的反方向拉，全部卷起后再双手合力挤几下竹帘卷。

7. 去掉竹帘，干净的刀上蘸水，将紫菜包饭切成合适的大小即成。

九、内脏脂肪

典型表现: 腹部很胖,呼吸困难,心率过速,注意力不集中,健忘。

长期积累的结果: 心肌梗死,脑梗死,糖尿病,肝硬变。

食物解决方案: 乌龙茶、咖啡、富含卵磷脂的食物、富含辣椒素的食物、甲壳质、壳聚糖食品、韭菜。

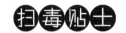

内脏肥胖者的特征

内脏脂肪是人体脂肪中的一种,与皮下脂肪(也就是我们平时所了解的身体上可以摸得到的"肥肉")不同,它围绕着人的脏器,主要存在于腹腔内。

1. 肚子凸起

这是最简单的判断方法。临床经验显示,90%以上的"大肚子"都是内脏肥胖者。专家指出:男性腰围>90厘米,女性腰围>85厘米都是典型的"内脏脂肪型"肥胖。

2. 尝试了各种瘦腰的方法,腰围还是无法减下去

因为内脏脂肪刚好位于腹腔之中,而人们所采取的各种瘦腰法都只是减腰腹皮下脂肪的方法,无法清除藏于内脏的脂肪,所以各种瘦腰法都无济于事。

3. 便秘常来光顾

内脏脂肪囤积过多无法自然离开身体,严重影响消化功能,便秘现象也就随之而来了。

减去内脏脂肪是健康减肥的根本

内脏脂肪过多是身体代谢紊乱的表现,长期内脏脂肪过多会导致高血脂、心脑血管疾病、身体器官机能下降等并发症,现代社会很多内脏脂肪多的人表面看起来可能是体型肥胖,但也很有可能是体型偏瘦,特别是上班族和中老年,很多都需要给自己的内脏脂肪"减减肥"!

科研发现,内脏脂肪和皮下脂肪存在并发的关系,内脏脂肪很容易引发皮下脂肪增多,这就是为什么很多肥胖人群通过减肥药剂等多种形式进行减肥,最后很容易反弹的根本原因,内脏脂肪不减,只减皮下脂肪相当于治标不治本,也是不健康的减肥方式。

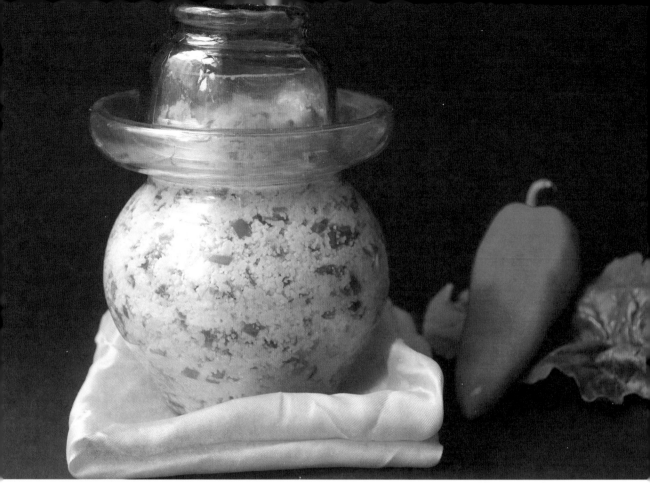

酢辣椒

原料:新鲜红辣椒、青椒适量。
配料:莲藕、芋头、米粉适量。
调料:食盐适量。

做法

1.将红椒、青椒、莲藕、芋头分别洗净沥干后剁碎备用。

2.将剁碎的青椒、红椒、莲藕、芋头和米粉搅拌均匀。

3.加入适量的盐一起搅拌均匀,就成了酢辣椒。

4.将搅拌均匀的酢辣椒放入洗净的玻璃坛内,在坛口盖上一层保鲜膜,再将坛边沿上注满水。

5.腌制十几天后就可以开坛食用。

扫描二维码 学做排毒菜

温馨提示

1. 坛子必须是无水无油的,否则酢辣椒容易变质。

2. 坛口的水干后请及时加入水,以免酢辣椒中进入空气变质。

十、浓稠血液

典型表现：一般没有自觉症状，出现症状时往往已经发展成动脉硬化及其并发症。

长期积累的结果：动脉硬化，血栓。

食物解决方案：纳豆、鲭鱼、大蒜、银杏叶精、水。

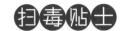

血液浓稠可食疗改善

　　血液黏稠度高，主要是影响血液的流动速度，使血液的流速减慢，使器官的血流量减少（主要是大脑、心脏）。大脑处于全身最高的位置，血流阻力最大，所以器官的血流量减少，最先影响的是大脑；其次是心脏，因为心脏在全身的器官中，负荷最大，需要的血液量也较多，所以心脏也是最易受影响的器官之一。大脑供血不足，会出现顽固性的头晕头痛，多梦失眠，精神萎靡不振，心情烦躁，嗜睡，整天昏昏沉沉，耳鸣，听力下降，四肢发麻（发冷），恶心想吐，记忆力下降，全身无力，视物模糊，严重时走路不稳（甚至昏倒）；心脏供血不足，会出现心慌胸闷，心脏排出的血量减少，会引起脑供血不足，从而出现脑供血不足的症状。

　　血液黏稠度高，手术是没有用的，主要是低脂饮食，降血脂，适当锻炼。更简单的防止血稠或消除血稠的办法，这就是调整生活方式。调整生活方式具体如下。

　　（1）多饮水。水堪称速效稀释剂。一夜酣睡后的失水、消化食物时消耗的水，都是使人体血液变稠的因素。饮水可使血液立刻变稀。但饮水要讲科学，首先要掌握好时机，如清晨起床、三餐前1小时、晚间就寝前喝水200毫升。理想的稀释水是20～25℃的白开水或者淡茶水，其张力、密度等都接近血液与组织细胞，值得提倡。

　　（2）多吃具有稀释血液功能的食物。如可抑制血小板聚集、防止血栓形成的有黑木耳、洋葱、柿子椒、香菇及草莓、菠萝、柠檬等水果；具有类似阿司匹林抗凝作用的食物有番茄、红葡萄、橘子、生姜；具有降脂作用的有香芹、胡萝卜、魔芋、山楂、紫菜、海带、玉米、芝麻等。蔬菜与瓜果除含有大量水分外，还有丰富的维生素C及粗纤维。维生素C能降低血脂，粗纤维可以在肠道内阻止胆固醇的吸收，有利于降低血稠的程度。

　　（3）多食大豆。大豆含有丰富的卵磷脂，是一种乳化剂，能使血中胆固醇颗粒变小，并保持悬浮状态，有利于脂类透过血管壁为组织所利用，可降低血中胆固醇，使血稠得以改善。

　　（4）少吃动物内脏、动物脂肪及甜食。动物内脏如脑花、猪肚、肥肠及动物脂肪含有大量胆固醇与饱和脂肪，可加重血稠程度，促进动脉硬化。甜食糖分多，能升高人体血液中的甘油三脂，也可提升血液的黏稠度。故三餐宜清淡一些，以素为主，粗细粮搭配。

体内废气　宿便　瘀血　乳酸　酒毒　水毒　尿酸　坏胆固醇　内脏脂肪　浓稠血液　高血糖　自由基

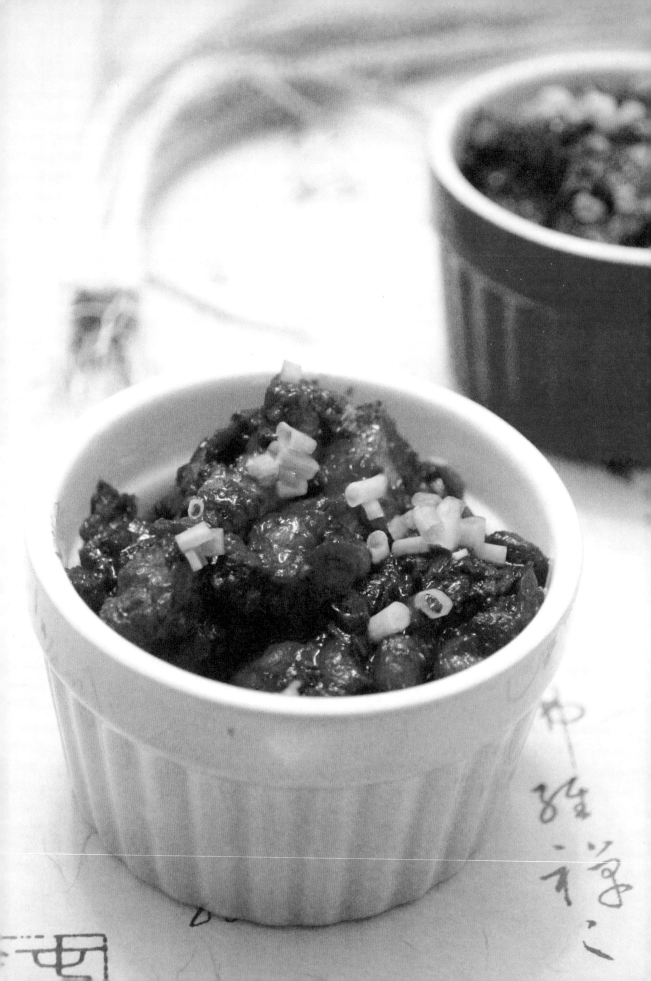

纳豆的食疗价值

纳豆中所特有的纳豆激酶除了预防因血栓阻塞血管引起的心肌梗死和脑梗死等症外，还可以对于眼部血管闭塞、静脉闭塞症也有效。还可以减少坏胆固醇的卵磷脂、促进血液中多余胆固醇排泄。

经日本的医学家、生理学家研究得知，大豆的蛋白质具有不溶解性，而做成纳豆后，变得可溶并产生氨基酸，而且原料中不存在的各种酵素会由于纳豆菌及关联细菌产生，帮助肠胃消化吸收。纳豆的成分是：水分 61.8%、粗蛋白 19.26%、粗脂肪 8.17%、碳水化合物 6.09%、粗纤维 2.2%、灰分 1.86%，作为植物性食品，粗蛋白、脂肪最丰富。

纳豆中富含皂青素，能改善便秘，降低血脂，预防大肠癌、降低胆固醇、软化血管、预防高血压和动脉硬化、抑制艾滋病病毒等功能；纳豆中含有游离的异黄酮类物质及多种对人体有益的酶类，如过氧化物歧化酶、过氧化氢酶、蛋白酶、淀粉酶、脂酶等，它们对清除体内致癌物质、提高记忆力、护肝美容、延缓衰老等有明显效果，并可提高食物的消化率；摄入活纳豆菌可以调节肠道菌群平衡，预防痢疾、肠炎和便秘，其效果在某些方面优于常用的乳酸菌微生态制剂；纳豆发酵产生的黏性物质，被覆胃肠道黏膜表面上，因而可保护胃肠，饮酒时可缓解酒醉的作用。

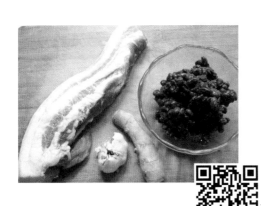

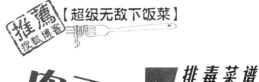

【超级无敌下饭菜】

排毒菜谱

肉丁蒸纳豆

原料：纳豆，五花肉丁。

配料：红椒、生姜末、大蒜末适量。

调料：料酒、酱油、香麻油、白糖适量。

扫描二维码　学做排毒菜

做法

1.将五花肉切丁。

2.锅内给少许油，将红椒、生姜末和蒜末爆炒炝锅。

3.下入五花肉丁煸炒。

4.将五花肉丁煸炒出油变色后，加少量酱油和白糖调味后拌匀盛起。

5.将纳豆放入碗内，将煸炒好的五花肉丁放在上面。

6.置于蒸锅内，大火蒸熟。

7.将蒸熟后的肉丁腊八豆倒扣于盘中，淋上香麻油即可。

温馨提示

1.五花肉煸炒时，酱油不能放多了，纳豆本身就有咸味。

2.也可以加入豆干丁，丰富口感。

十一、高 血 糖

典型表现:异常口渴,排尿次数和量增多,吃得多却日渐消瘦。
长期积累的结果:糖尿病及其并发症,如糖尿病性神经病变,糖尿病性视网膜病变,糖尿病性肾病。
食物解决方案:洋葱、含黏滑物质的蔬菜、茶类、富含铬的食物、富含 V-亚麻酸的食物。

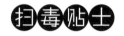

高血糖吃什么食物好

(1)主食一般以米、面为主,粗杂粮如燕麦、麦片、玉米面等为辅。因为这些食物中有较多的无机盐、维生素,又富含膳食纤维,膳食纤维具有减低血糖作用,对控制血糖有利。

(2)血糖高患者的蛋白质来源以大豆及其豆制品为好,一方面,其所含蛋白质量多质好;另一方面,其不含胆固醇,具有降脂作用,故可代替部分动物性食品,如肉类等。

(3)在控制热量期间,仍感饥饿时,可食用含糖少的蔬菜,用水煮后加一些佐料拌着吃。由于蔬菜所含膳食纤维多、水分多,供热能低、具有饱腹作用,是糖尿病患者必不可少的食物。

(4)禁用食物有白糖、红糖、葡萄糖及糖制甜食,如糖果、糕点、果酱、蜜饯、冰激凌、甜饮料等。另外,含碳水化合物较多的土豆、山药、芋芳、藕、蒜苗、胡萝卜等少用或食用后减少相应的主食量。

(5)富含饱和脂肪酸的猪油、牛油、羊油、奶油、黄油等少用,最好不用。可用植物油代替部分动物油,花生、核桃、芝麻、瓜子中含脂肪也相当多,尽量不吃或少吃,减少油类摄入。

(6)蛋黄和动物内脏如肝、脑、腰等含胆固醇相当高,应尽量少食或不食。

(7)水果中含葡萄糖、果糖,能使血糖升高,故在血糖、尿糖控制相对稳定时,空腹血糖<7.8毫摩尔/升或餐后2小时血糖<10毫摩尔/升时,可在两餐或临睡前食用,但也要减少相应主食。

(8)酒类,主要含酒精,产热高,而其他营养素含量很少,故不饮为宜。

(9)血糖高患者的饮食除控制总热量外,还应做到食品多样化,但因为限制糖、盐,使菜肴味道较单一。针对这一点,市场上生产了多种甜味剂如甜味菊、甜味糖,其不产热、不含任何营养素,近两年有一种甜味剂为蛋白糖,其有氨基酸组成,也不产热,无任何副作用,是目前较理想的甜味剂,如纽特糖、元真糖。

（10）对于胰岛素依赖型的患者，同样需要在医生和营养师的指导下严格执行饮食控制，对肥胖合并有高血压、冠心病的糖尿病患者，除了较严格的饮食控制外，忌食动物内脏、蛋黄、鱼子等，严格控制动物油如黄油、猪油、牛油等，其中的饱和脂肪酸对预防动脉粥样硬化不利。

（11）对于合并肾脏功能不全的糖尿病患者，除控制总热量外，应根据病情注意少盐、无盐或少钠及蛋白质的摄入量，蛋白质供应不宜过高，并且忌食豆制品，对于尿毒症应低蛋白饮食，蛋白质每天在 30 克左右，主食以麦淀粉代替米、面、蛋白质供给首选优质蛋白质，如牛奶、鸡蛋、瘦肉等。忌甜食、油炸食品及瓜子、花生、动物内脏。

高血糖不能吃什么

1.红薯

因为味道香甜、营养丰富，红薯一直受到人们的喜爱，同时，最新的研究也表明，红薯具有一定的抗癌作用，但不容忽视的是，红薯的含糖量为 27.7%，其升糖指数也较高，因此，高血糖病人最好不吃红薯。

2.蜂蜜

蜂蜜主要由葡萄糖、果糖这样的单糖构成，可以被人体直接吸收，因而血糖迅速升高，但这对于糖尿病人来说，却是致命的，因此，糖尿病人应禁食蜂蜜。但高血糖病人可以吃适量的蜂皇浆，不仅营养更为丰富，蜂皇浆中还含类胰岛素，对高血糖病人有利。

3.柿子

柿子中含有丰富的蔗糖、葡萄糖、果糖，即糖含量高，并且还都是单糖和双糖，最不适合高血糖病人。虽然，柿子的味道令人馋涎，但高血糖病人为了自己的健康，请管好自己的嘴巴，家人也应进行适当的监督。

4.冰淇淋

炎炎夏日，对高血糖病人最大的诱惑，莫过于冰淇淋。冰淇淋并不含很高热量，其可怕之处在于极高的含糖量，高血糖病人应避而远之。

5.蜜饯

酸酸甜甜的蜜饯，老少皆宜。但对于高血糖病人而言，这绝对要被划入禁区，蜜饯是用糖腌制而成，因而含糖量极高，同时，还含有其他对身体有害的物质，因此，高血糖人，尤其是一些爱吃零食的女性患者，请务必远离蜜饯，与蜜饯类似的还有果酱。

6.啤酒

常听说，酒精对血糖控制不利，所以有些高血糖患者，抱着侥幸心理，觉得喝酒精浓度低的啤酒，应该没太大问题，而事实却并非如此。啤酒中的麦芽糖含量很高，作为一种单糖，它对高血糖患者而言，更为危险。

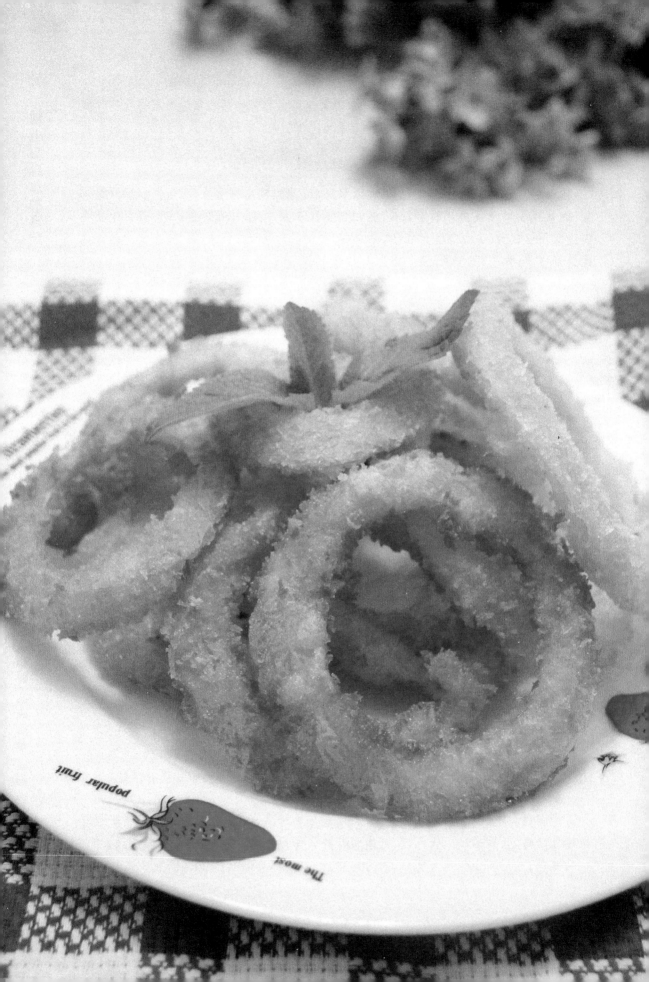

洋葱，"蔬菜中的皇后"

洋葱味甘、微辛、性温,入肝、脾、胃、肺经。具有润肠、理气和胃、健脾进食、发散风寒、温中通阳、消食化肉、提神健体、散瘀解毒的功效。主治外感风寒无汗、鼻塞、食积纳呆、宿食不消、高血压、高血脂、痢疾等症。

洋葱被称为"蔬菜皇后",洋葱中的营养成分相当丰富,不仅富含钾、维生素C、叶酸、锌、硒,纤维质等营养素,更有两种特殊的营养物质——槲皮素和前列腺素A。

（1）维护心血管健康。洋葱是目前所知唯一含前列腺素A的蔬菜。前列腺素A能扩张血管、降低血液黏度,因而有降血压、增加冠状动脉的血流量和预防血栓形成的作用。洋葱中含量丰富的槲皮素,槲皮素有助于防止低密度脂蛋白的氧化,对于动脉粥样硬化,能提供重要的保护作用。

（2）预防癌症。洋葱富含硒元素和槲皮素。硒是一种抗氧化剂,能刺激人体免疫反应,从而抑制癌细胞的分裂和生长,同时还可降低致癌物的毒性。而槲皮素则能抑制致癌细胞活性,阻止癌细胞生长。

（3）刺激食欲,帮助消化。洋葱含有葱蒜辣素,可刺激胃酸分泌,增进食欲。

（4）杀菌、抗感冒。洋葱中含有植物杀菌素如大蒜素等,有很强的杀菌能力,能有效抵御流感病毒、预防感冒。这种植物杀菌素经由呼吸道、泌尿道、汗腺排出时,能刺激这些位置的细胞管道壁分泌,所以又有祛痰、利尿、发汗以及抑菌防腐等作用。

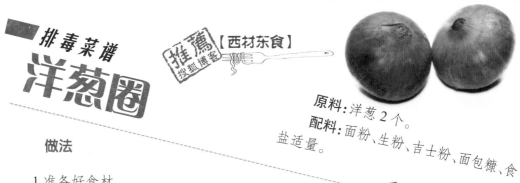

排毒菜谱 洋葱圈

推荐 搜狐博客 【西材东食】

原料:洋葱 2 个。
配料:面粉、生粉、吉士粉、面包糠、食盐适量。

做法

1.准备好食材。

2.将洋葱切掉两端,剥去外皮。

3.将洋葱切成洋葱圈。

4.准备好适量面粉、生粉和吉士粉。

5.将面粉、生粉和吉士粉调成糊状。

6.准备好适量面包糠。

7.将洋葱圈挂糊。

8.将挂好糊的洋葱圈均匀地裹上面包糠。

9.依次将剩下的洋葱圈挂糊、裹上面包糠。

10.一边裹上面包糠,一边入油锅炸。

11.将洋葱圈炸至金黄色起锅沥油。

12.将沥好油的洋葱圈装盘即可。

扫描二维码 学做排毒菜

温馨提示

1.将洋葱蘸水后再切可避免泪流满面的状况。

2. 炸洋葱圈时要边裹面包糠边炸。

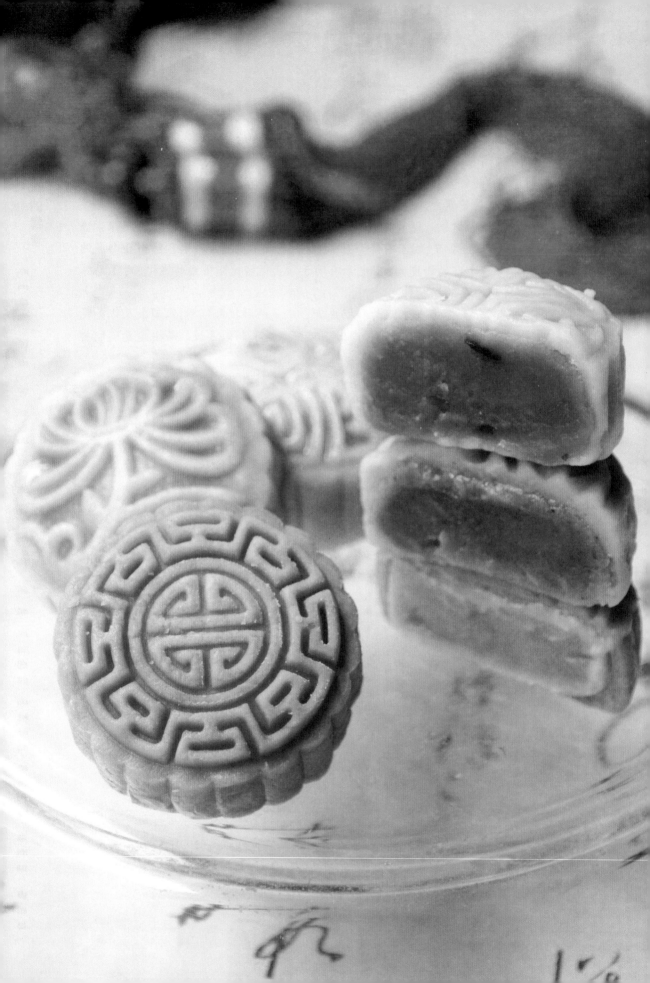

原料:糯米粉 100 克、粘米粉 100 克、低粉 50 克、澄粉 50 克、橄榄油 90 克、木糖醇 100 克、牛奶 500 克、炼奶 4 勺,巧克力粉、抹茶粉适量,熟糯米粉 20~40 克当手粉。

馅料:38 克/个,需 1520 克,数量 40 个。

木糖醇冰皮月饼

||| 扫描二维码　学做排毒菜

温馨提示

1. 面团要趁热的时候揉,就能轻松揉好。

2. 月饼放冰箱冷藏后口感更好,3 天内吃完。

3. 橄榄油被誉为"植物油皇后",可以多方面保护心血管系统。

4. 糖尿病患者可以食用木糖醇,但也不宜多吃。

做法

1.准备好所需材料。

2.将糯米粉、粘米粉、低粉、澄粉、木糖醇倒入盆内,用干的筷子搅拌混合均匀。

3.加入牛奶并搅拌均匀。

4.再加入 4 勺炼奶搅拌均匀。

5.缓缓倒入橄榄油。

6.搅拌均匀。

7.把所有材料搅拌均匀后再用滤网过滤一下。

8.将面糊静置 30 分钟,盖上保鲜膜,上蒸锅隔水中火蒸 30 分钟。

9.趁蒸饼皮和冷却的时间,把馅料分成 38 克/个,揉成圆球备用。

10.将糯米粉倒入干净的炒锅中翻炒。

11.将糯米粉炒熟至微黄色。

12.饼皮蒸好后,揭开保鲜膜,稍微冷却下。待冷却到手可以接受的温度时,戴上一次性手套,把饼皮搅拌揉成光滑的面团,可以感受到面团软中带有弹性。

13.将揉好的饼皮分成 3 份,取其中 1 份加入适量抹茶粉。

14.再取其中 1 份加入适量巧克力粉。

15.将 3 种颜色的饼皮分别趁温热时分成每个为 25 克的面团,揉圆备用。

16.用刷子沾少量橄榄油或手粉涂抹在月饼模内防粘。

17.将小面团揉圆后再压扁。

18.放入月饼馅。将饼皮用虎口慢慢向上用推的方式逐渐收口包起来。

19.再揉成圆形。

20.在砧板上撒一点手粉防粘。

21.将包好的月饼放入月饼模内,均匀用力压下去,再脱模。

22.因为感觉有点油,于是在月饼模内加入少量手粉,再放入月饼团按压脱模。

23.第一种月饼面团用完后,换第二种面团时需换一个月饼花片。

24.将做好的巧克力冰皮月饼包装,每个成品月饼约为 63 克。

25.将第三种抹茶面团的冰皮月饼制作成功。

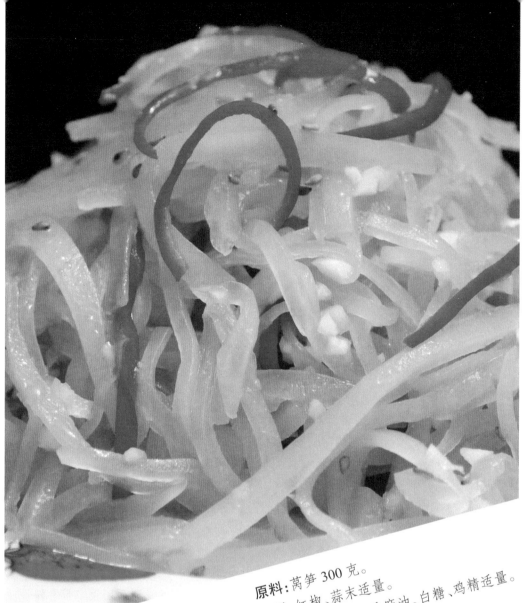

原料:莴笋 300 克。

配料:红椒、蒜末适量。

调料:香醋、生抽、香麻油、白糖、鸡精适量。

生拌莴笋丝

||| 扫描二维码　学做排毒菜 ➤

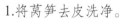

做法

1.将莴笋去皮洗净。

2.把莴笋、红椒切成丝。

3.莴笋丝中加入少量盐,搅拌均匀,腌制 10 分钟。

4.大蒜去皮,剁碎。

5.取一碗加入蒜碎,倒入香醋、生抽、白糖、鸡精勾兑成料汁。

6.腌制好的莴笋丝滤掉汤汁盛入盘中。

7.将料汁倒入莴笋丝搅拌均匀,淋上香麻油即可。

温馨提示

莴笋特别吸咸味,本菜极易做得过咸,所以盐一定不要放多了。

十二、自由基

典型表现：没有典型表现，对人体各部分都有损伤。

长期积累的结果：全身各个器官老化，免疫力下降，易发生心脑血管疾病，糖尿病，癌症。

食物解决方案：蘑菇类、黄绿色蔬菜、十字花科蔬菜、富含维生素

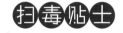

自由基是什么

近年来，随着中国人民物质生活水平和对生活质量的要求不断提高，人们对保健知识的需求也与日俱增，近一段时间内，在有关保健知识的传播中，一个新的名词——自由基出现的频率越来越高，保健用品中、化妆品中、烟草中、日常食品中……那么，究竟什么是自由基，它与我们人类的健康有什么关系呢？

简单地说，在我们这个由原子组成的世界中，有一个特别的法则，这就是，只要有两个以上的原子组合在一起，它的外围电子就一定要配对，如果不配对，它们就要去寻找另一个电子，使自己变成稳定的物质。科学家们把这种有着不成对的电子的原子或分子叫做自由基。

自由基非常活跃，非常不安分。就像我们人类社会中的不甘寂寞的单身汉一样，如果总也找不到理想的伴侣，可能就会成为社会不安定的因素。那它是如何产生的呢？又如何对人的身体产生危害的呢？早在20世纪末90年代初期，中国大陆对自由基的认知来自于北京卷烟厂在出口产品订单中外方产品的要求，外方，尤其是日本提出，吸烟危害人体健康，不仅仅是尼古丁、焦油，还有一种更厉害的物质是自由基。

当一个稳定的原子的原有结构被外力打破，而导致这个原子缺少了一个电子时，自由基就产生了。于是它就会马上去寻找能与自己结合的另一半。它活泼，很容易与其他物质发生化学反应。当它与其他物质结合的过程中得到或失去一个电子时，就会恢复平衡，变成稳定结构。这种电子得失的活动对人类可能是有益的，也可能是有害的。

一般情况下，生命是离不开自由基活动的。我们的身体每时每刻都从里到外地运动，每一瞬间都在燃烧着能量，而负责传递能量的搬运工就是自由基。当这些帮助能量转换的自由基被封闭在细胞里不能乱跑乱窜时，它们对生命是无害的。但如果自由基的活动失去控制，超过一定的量，生命的正常秩序就会被破坏，疾病可能就会随之而来。

所以说自由基是一把双刃剑。认识自由基，了解自由基对人体的作用，对健康十分必要。

体内废气　宿便　瘀血　乳酸　酒毒　水毒　尿酸　坏胆固醇　内脏脂肪　浓稠血液　高血糖　自由基

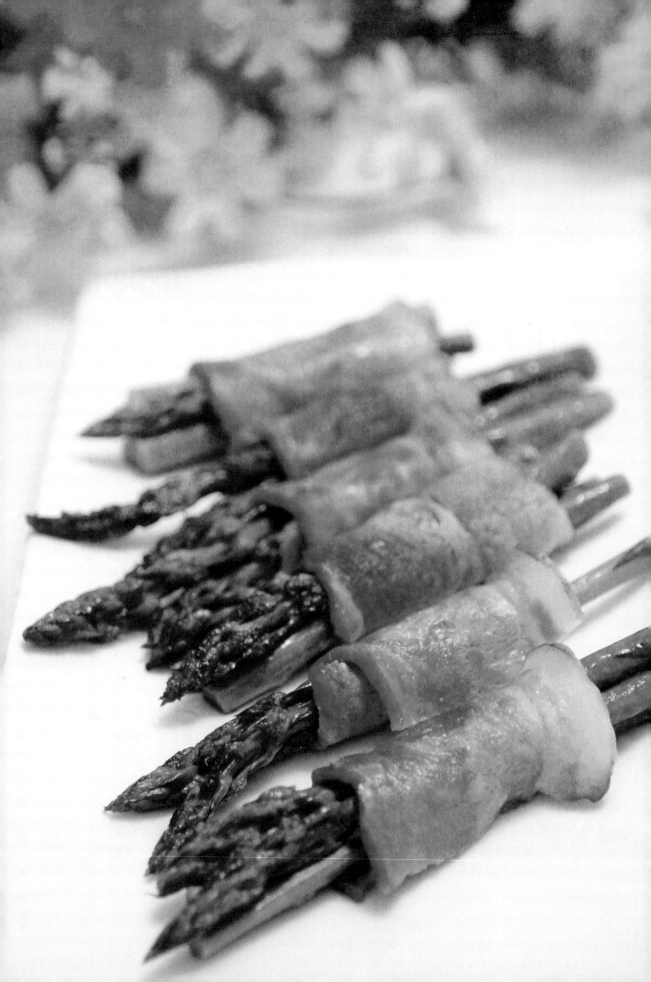

芦笋,防癌的最佳食物

芦笋,是一种名贵蔬菜,肉质洁白细嫩,食味香郁,具有很高的营养价值。特别是含有天门冬酰胺、天门冬氨酸、叶酸、核酸。据国外资料报道,芦笋能治癌。

为什么芦笋有如此功能呢?芦笋中含有丰富的抗癌元素之王——硒,硒是谷胱甘肽过氧化物酶的组成部分,能阻止致癌物质过氧化物和自由基的形成,防止造成基因突变,刺激环腺苷的积累,抑制癌细胞中脱氧核糖核酸的合成,阻止癌细胞分裂与生长,抑制致癌物的活力并加速解毒,甚至使癌细胞发生逆转,刺激机体免疫功能,促进抗体的形成,提高对癌的抵抗力。生物学家还认为,芦笋抗癌的奥秘还在于它富含组织蛋白中的酰胺酶,这是一种使细胞生长正常的物质,加之所含叶酸、核酸的强化作用,能有效地控制癌细胞的生长。

据美国《癌新闻月刊》报道,一位淋巴肉瘤患者经服芦笋1年之后,癌症病灶竟然奇迹般地消失了。另外还有肺癌、膀胱癌等几例病人也经服用芦笋后痊愈。国际癌症病友协会通报说,一般服芦笋2~4周病情开始好转,除使用过化疗的外对所有癌症都有效。

芦笋可生食凉拌,也可烹炒食用。所用的芦笋越新鲜越好。最好将芦笋熬汤,每天早晚各食用芦笋汤一次,每次四汤匙,治疗期间不间断。

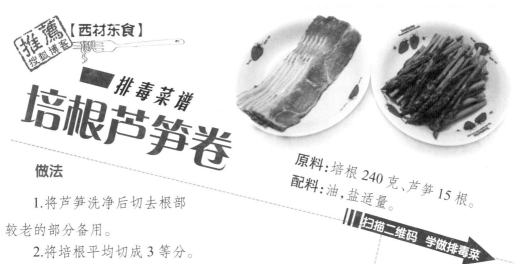

【西材东食】推荐 搜狐博客

排毒菜谱 **培根芦笋卷**

原料:培根240克、芦笋15根。
配料:油,盐适量。

做法

1.将芦笋洗净后切去根部较老的部分备用。

2.将培根平均切成3等分。

3.锅内烧水,水开后加入少许食盐和油,然后放入芦笋焯烫15秒。

4.将芦笋焯水后浸入冰水至凉透,凉透后捞起沥干水分备用。

5.取一片培根平铺在案板上,在上面放3根芦笋,将培根卷起芦笋,用牙签固定。

6.炒锅内倒入少许食油烧热,轻轻放入卷好的芦笋,小火煎3分钟,中途不时用筷子夹着翻翻面儿。

7.将培根煎至焦香,抽出牙签,起锅装盘,也可根据自己的口味加入适量的黑椒汁。

扫描二维码 学做排毒菜

温馨提示

将芦笋焯烫过后放入冰水可使芦笋保持青翠的色泽和爽脆的口感。

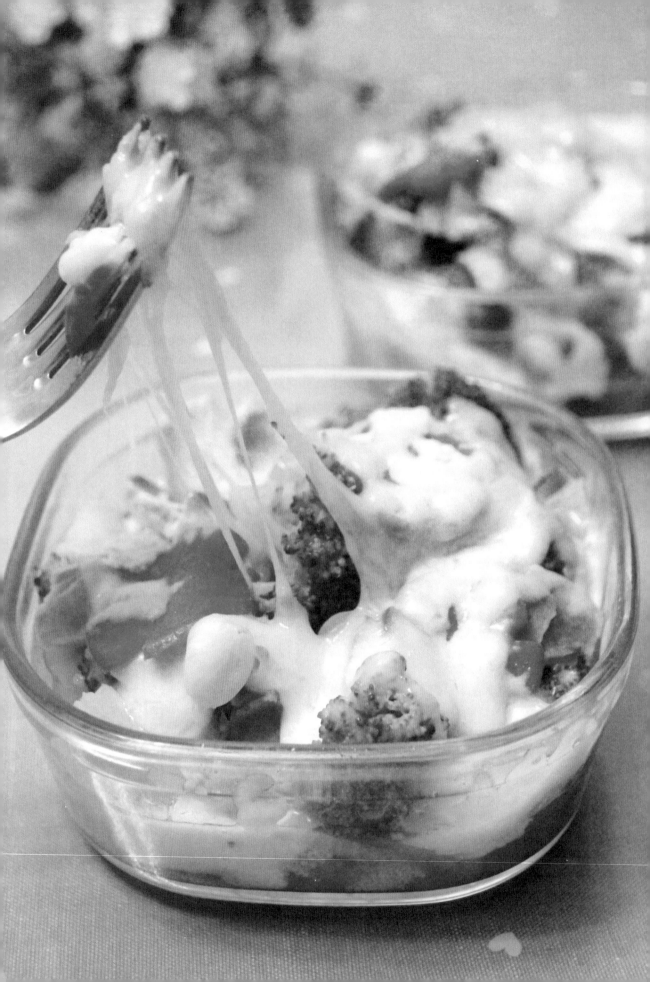

西兰花,"穷人的医生"

西兰花不仅是营养丰富的蔬菜,更是一种保健蔬菜。在美国《时代》杂志推荐的十大健康食品中名列第四;美国公众利益科学中心把西兰花列为10种超优食物之一。古代西方人还将西兰花推崇为"穷人的医生"呢!

研究发现,西兰花的主要成分具有抗癌作用。西兰花中含有"索弗拉芬"能刺激细胞制造对机体有益的保护酶——Ⅱ型酶。这种具有非常强的抗癌活性酶,可使细胞形成对抗外来致癌物侵蚀的膜,对防止多种癌症起到积极的作用。现今,西兰花已被各国营养学家列入人们的抗癌食谱。西兰花含有抗氧化防癌症的微量元素,长期食用可以减少乳腺癌、直肠癌及胃癌等癌症的发病概率。据美国癌症协会的报道,在众多的蔬菜水果中,西兰花、大白菜的抗癌效果最好。

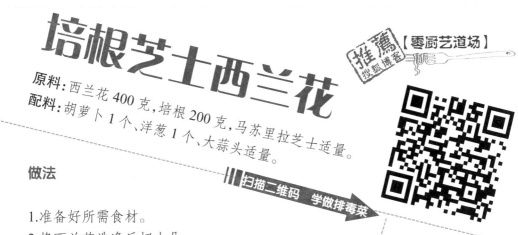

培根芝士西兰花

【零厨艺道场】推荐 搜狐博客

原料:西兰花400克,培根200克,马苏里拉芝士适量。
配料:胡萝卜1个、洋葱1个、大蒜头适量。

做法

‖ 扫描二维码 学做排毒菜

1.准备好所需食材。

2.将西兰花洗净后切小朵。

3.将胡萝卜去皮,切块,雕花。

4.将胡萝卜切成花片状。

5.将洋葱切丝备用。

6.将培根切片备用。

7.用刨子将马苏里拉芝士刨丝备用。

8.将大蒜头去皮切粒备用。

9.锅中烧水,烧开后将西兰花焯水。

10.接着将胡萝卜焯水,捞起后入冰水略泡。

11.锅中烧少许油,将大蒜粒倒入翻炒。

12.将洋葱倒入翻炒。

13.将西兰花倒入锅中翻炒,加入少量盐、高汤和白糖提味。

14.将炒好的西兰花盛起,倒入烤碗中。

15.撒上一层马苏里拉芝士丝。

16.送入微波炉中火烤至芝士溶化即可。

温馨提示

1. 切西兰花时顺着它的生长枝丫来切就不易碎。

2. 在烘烤之前将味调好,没有高汤可用鸡精代替。

3. 挑选培根时,若培根色泽鲜明,肌肉呈鲜红或暗红色,脂肪透明或呈乳白色,肉身干爽、结实、富有弹性,并且具有培根应有的熏肉风味,就是优质培根。反之,若肉色灰暗无光、脂肪发黄、有霉斑、肉松软、无弹性,带有黏液,有酸败味或其他异味,则是变质了或是次品。

别小看身体的毒素

体内废气 宿便 瘀血 乳酸 酒毒 水毒 尿酸 坏胆固醇 内脏脂肪 浓稠血液 高血糖 自由基

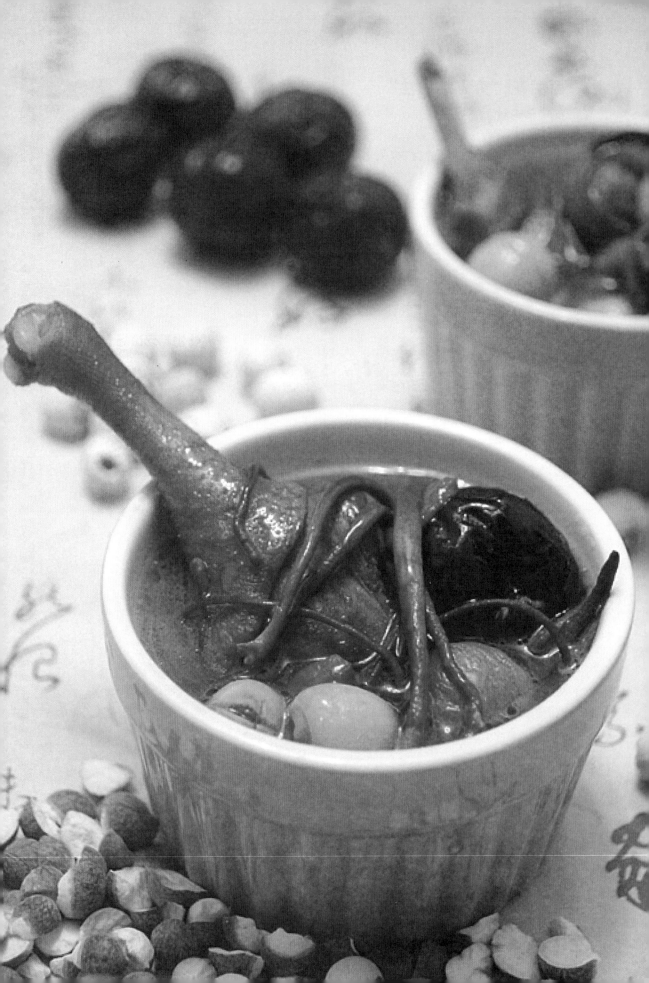

抗病毒的虫草花

金虫草就是虫草花,含有丰富的蛋白质、氨基酸以及虫草素、甘露醇、SOD、多糖类等成分,其中虫草酸和虫草素能够综合调理人机体内环境,增强体内巨噬细胞的功能,对增强和调节人体免疫功能、提高人体抗病能力有一定的作用。有益肝肾、补精髓、止血化痰的功效。与老鸭一起炖有很好的养生功效。

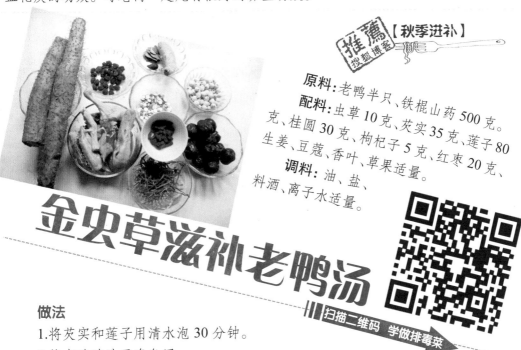

推薦 搜狐博客

【秋季进补】

原料:老鸭半只、铁棍山药500克。

配料:虫草10克,芡实35克,莲子80克、桂圆30克、枸杞子5克、红枣20克、生姜、豆蔻、香叶、草果适量。

调料:油、盐、料酒、离子水适量。

金虫草滋补老鸭汤

川 扫描二维码 学做排毒菜

做法

1.将芡实和莲子用清水泡30分钟。

2.将老鸭清洗干净备用。

3.将虫草花、红枣、桂圆和枸杞子洗净备用。

4.锅中烧水。水沸腾后,倒入老鸭汆去血水,捞出用凉水冲净。

5.将铁棍山药去皮切块。

6.锅中加入少量油。

7.锅内放入生姜翻炒。

8.加入适量香叶、草果、豆蔻继续翻炒。

9.加入老鸭和料酒一起翻炒。

10.趁着空当,打开离子水机,制作一壶离子水。

11.将离子水慢慢注入炒香的老鸭锅内。

12.盖上密封盖,中小火炖煮。

13.炖煮20分钟后,加入虫草花、芡实、莲子一起再用文火炖煮30分钟。

14.当鸭肉和虫草花、芡实、莲子都炖烂时,再加入桂圆和红枣,加入少量盐调味,盖上锅盖,关火焖10分钟即可。

温馨提示

1. 这道汤的特点是汤色金黄,芡实、莲子和山药软糯,味道鲜美。

2.要注意,煲汤时不要加味精,因为一般鸡、鱼、鸭、骨头类煲的汤本身就很鲜了。

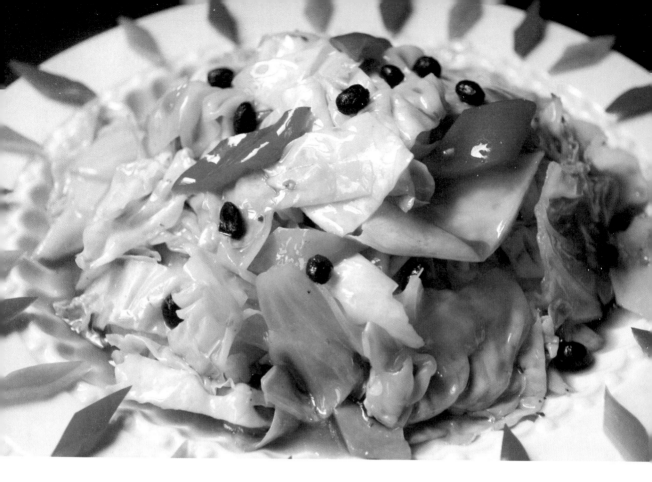

手撕包菜

原料：包菜 400 克。
配料：干红辣椒、大蒜末、姜末、豆豉适量。
调料：油、香醋、生抽、蒸鱼豉油、白砂糖适量。

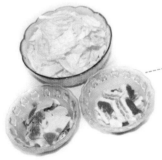

扫描二维码 学做排毒菜

温馨提示

1.手撕包菜是将包菜用手撕成片状，以保持其原汁原味不流失，更容易入味。

2. 也可加入适量的花椒油，味道会更好。

做法

1.将包菜用手撕成适口大小片片；葱、蒜切末；干红辣椒剪成段。

2.锅中加油烧热下入干红辣椒炸出香味。

3.加入葱蒜末和黑豆豉，炒出香味。

4.加入撕成片状的包菜，快速翻炒。

5.炒至叶片半透明时，加入少许生抽、醋及蒸鱼豉油和少许白糖，快速翻炒均匀后即可出锅。